—— 健身冠军的 ——
瘦身塑形课

白太郎　主编

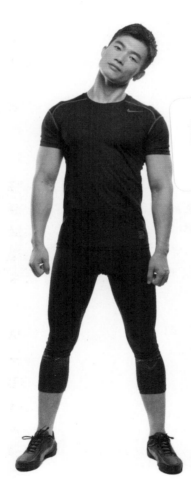

U0385874

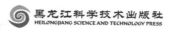

黑龙江科学技术出版社
HEILONGJIANG SCIENCE AND TECHNOLOGY PRESS

图书在版编目（CIP）数据

健身冠军的瘦身塑形课 / 白太郎主编 . -- 哈尔滨：
黑龙江科学技术出版社，2019.6
ISBN 978-7-5388-9419-6

Ⅰ . ①健… Ⅱ . ①白… Ⅲ . ①减肥 – 健身运动 Ⅳ .
① R161

中国版本图书馆 CIP 数据核字 (2019) 第 023360 号

健身冠军的瘦身塑形课
JIANSHEN GUANJUN DE SHOUSHEN SU XING KE
白太郎　主编

项目总监	薛方闻
责任编辑	回　博
策　　划	深圳市金版文化发展股份有限公司
封面设计	深圳市金版文化发展股份有限公司
出　　版	黑龙江科学技术出版社
	地址：哈尔滨市南岗区公安街 70-2 号　邮编：150007
	电话：（0451）53642106　传真：（0451）53642143
	网址：www.lkcbs.cn
发　　行	全国新华书店
印　　刷	深圳市雅佳图印刷有限公司
开　　本	720 mm × 1020 mm　1/16
印　　张	13
字　　数	200 千字
版　　次	2019 年 6 月第 1 版
印　　次	2019 年 6 月第 1 次印刷
书　　号	ISBN 978-7-5388-9419-6
定　　价	39.80 元

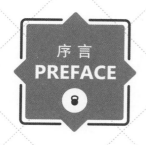

序言
PREFACE

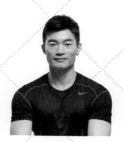

京城郎叔
高级健身教练
时尚生活达人

　　没进行健身运动前我基本上就是一个很"柔弱"的微小胖，觉得自己这个也拿不动、那个也做不了。以前常年奔波在北京和上海之间的时候，基本上都会求助别人帮我把行李箱放上行李架。一方面是我真的拿不动，另一方面就是：我觉得自己不行。

　　第一次上完杠铃操课之后的第二天，我疼得起不来床，连上厕所都感觉困难，还特别不争气地哭了，然后上网查了查肌溶解的症状——当时觉得自己要挂了……

　　现在很少出现第一次健身后的剧痛了，但是肌肉偶尔感到酸疼的时候，自己会一边安慰自己这是好事，一边再坚持练下去。

　　之前上自由搏击课，我基本上都是数时间的，安慰自己再坚持五分钟就溜走……结果我到现在还没退缩过一次，都是一边儿心想着"完了完了，太累了！怎么还不下课"，然后一边默默坚持到课程结束。

　　开始健身以前我出门要化妆，早上要提前半小时起床。后来因为懒得到了健身房再卸妆，索性就一直素颜，几个月过去皮肤变好了，也能接受自己每天素面朝天的样子了。

　　在饮食方面，以前老是吃不饱、零食不断，现在学会了控制自己，吃该吃的，尽量避免吃不该吃的、不健康的，也很少出现暴饮暴食的现象了。不熬夜，最晚 11 点就躺好准备睡觉了，8 小时睡眠是我分秒必争的，哈哈。

　　我刚刚从健身房回来，路上想了很多自己健身以来的变化，自己也开始渐渐享受健身带来的酸痛感觉，这种疼痛是暂时的，但是多巴胺带来的快乐却能让人上瘾很久。

从一开始反反复复觉得自己不行，到现在即使是重一些的力气活儿，想到自己在健身房拉伸的劲头儿，也就觉得没什么是自己做不了的了。每次练完搏击操，也会安慰自己：单兵作战能力 +1，不怕遇见坏人了。哈哈哈！

健身是个好东西，疼痛也是，这是一天忙碌的工作后，和自己对话的过程。

雕塑自己也许是世界上最难的事情之一，因为放弃再容易不过，只是一个瞬间的事情。但是这条路一旦开始，真的会让人不舍得结束。

希望大家都能发现自己的不同。

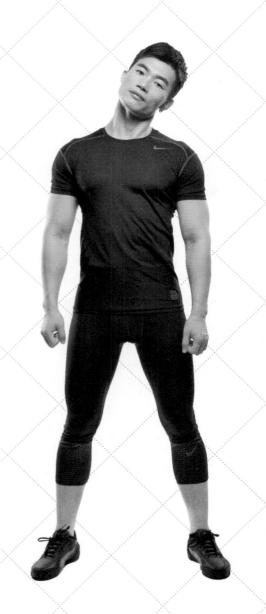

目录
CONTENTS

Part 3
快速减脂，HIIT
高强度间歇训练
065

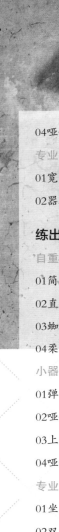

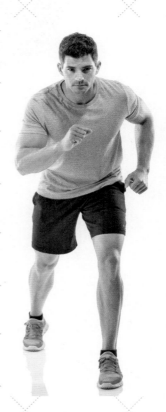

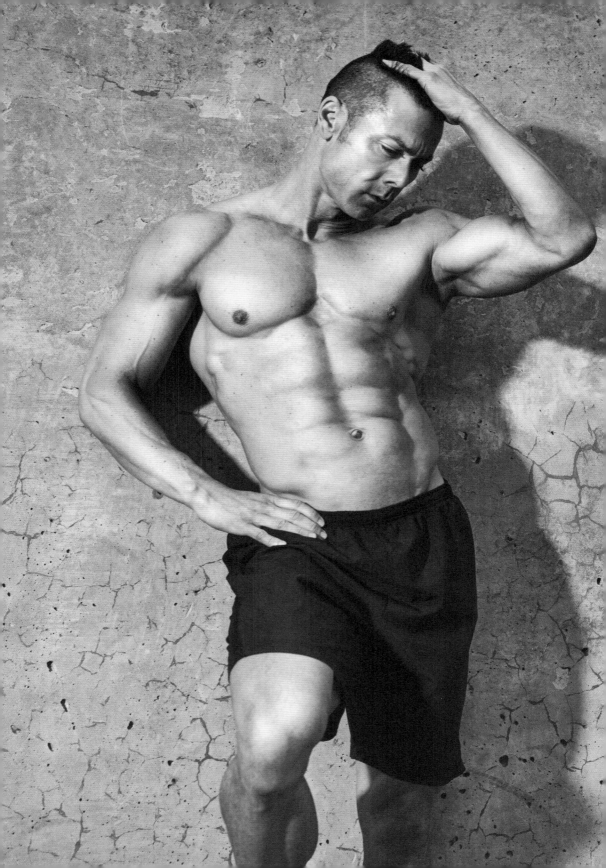

1

健身有道，
找对方法很重要

　　也许，你一点健身经验都没有，可那又怎么样呢？没有人天生就是健身达人。也许，你不知道如何开始健身，如何避免运动损伤，可那又怎么样呢？每个健身新手都会遇到这些问题。只要你拿出百分百的信心、勇气和毅力，不再纠结和徘徊，所有问题终将迎刃而解。还在等什么，让我们出发吧！

调整好心态，
迈出健身第一步

你是不是在健身与不健身之间犹豫徘徊呢？你是不是也为了赶时髦而加入健身的队伍呢？

曾经有一个 18 岁的胖男孩来找我，他想通过健身的方法来减重，可是缺乏自信，总觉得自己无法瘦下来，一直犹犹豫豫。后来，我跟他分享了我的健身故事，并鼓励他说："要不试试吧，你不试一下怎么知道自己做不到呢？只要下定决心，只要自己想，在付出辛勤的汗水后，一定会有所收获的。"通过一个月的健身，他的体重真的减轻了好几千克呢。

读了这个故事，你有什么感受呢？你是不是也有过类似的烦恼？你是不是也有健身的想法和冲动，但是一直不敢踏出第一步？时间、金钱、心理等因素都是你健身的拦路虎，如果前怕狼，后怕虎的话，可能这辈子你都无法开始健身。

健身的诱惑很大，健身不仅能增强肌肉的力量和柔韧性，还能减少脂肪，减轻体重，提升体质，缓解工作后的疲劳感，消除焦虑、不安等情绪，降低胆固醇及血压。

既然健身的好处这么多，为什么很多朋友还是望而却步呢？除了钱和时间之外，还有一个很重要的因素在阻止你健身的脚步——心态。

所以，我想强调的是，在正式开始健身之前，你需要花一些时间来理清自己的思绪，这个过程特别重要。你的心理作用是特别强大的，它不仅能决定你的选择，还能决定你能否顺利完成自己的健身目标。

如果真的下定决心了，那么上面提到的不自信、时间紧张、金钱不足等都不是问题。时间不够或者担心浪费钱的话，可以自己在家进行自重训练，或者买一些小器械，比如哑铃、壶铃、弹力带或弹力绳等，每天在家花上几分钟，也能感受到大汗淋漓的畅快。

真正阻挡你健身的，不是这些外在因素，而是你的心。你真的想开始健身了吗？如果你的答案为"是"，那就果断点，不要扭扭捏捏。

想想：你大腹便便的样子，是不是很难看？通过健身，这些赘肉都可以被消灭掉，说不定还能练出漂亮的胸肌和腹肌。

想想：身材匀称、浑身结实、充满弹力和活力，是不是你想要的？

再想想：长时间工作，不会觉得腰酸背痛，回到家还可以陪孩子们玩些耗费体力的小游戏，是不是感觉生活多姿多彩呢？

你还在犹豫什么？赶紧打消心中的种种顾虑和担心，下定决心，怀抱恒心，拥抱信心，凭着自己的毅力，尽情挥洒汗水吧，健美的身材、精力充沛的状态正在向你招手呢！

减重 vs 调整比例，
需要什么练什么

作为健身新手，也许你会和新司机驾车上路的感受一样——紧张和无所适从。想健身，但是不知道该从哪里下手；买了哑铃，却不清楚该锻炼哪个部位；办了健身卡，去了也只是在跑步机上跑跑步，然而这样并不能达到自己想要的效果。

那么，健身新手到底该从哪里开始呢？是进行全身锻炼呢，还是只锻炼某个或某些部位呢？

也许有人会说："我很胖，只要能减肥，都可以。"

也许有人会说："我就是想练腹肌，其他的无所谓。"

也许有人会说："我听教练的，他要我从哪里开始练，我就练哪里。"

你是不是也这样，对健身目标不明确，或者依赖他人来帮你做决定呢？

其实，从哪里开始健身，真正要问的是你自己。

· 你的健康指数如何？

现在有很多人为了减肥，以身体健康为代价，一连节食好几天，甚至一个星期，虽然是瘦下来了，但是这种盲目减肥法打破了身体的平衡性，降低了机体的免疫力，使体质变差。

你是不是睡眠质量不好呢？你是不是夜里容易冒虚汗呢？你是不是一吹空调就感冒呢？

如果真的出现了这些情况，就说明你的体质变差了，导致

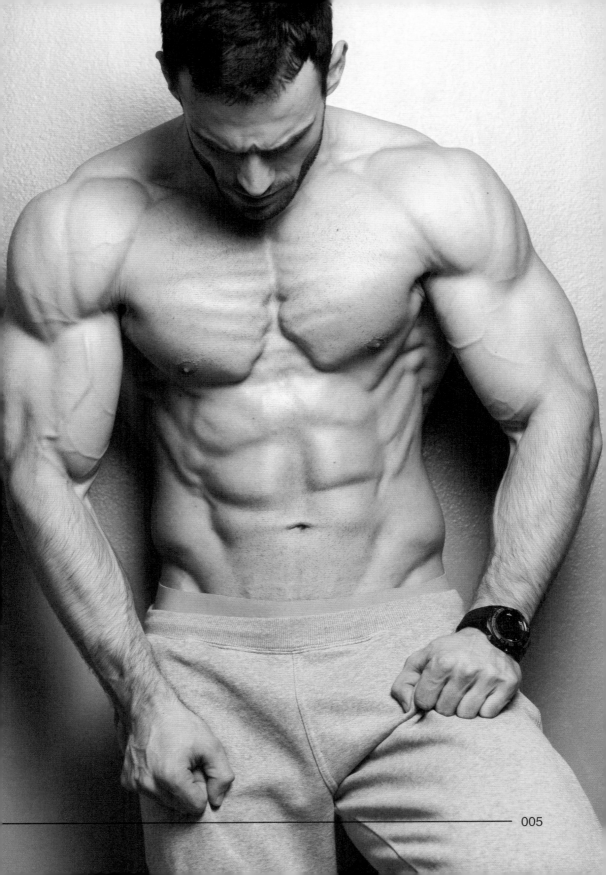

你的健康指数出了问题。

那应该如何解决呢?

如果你的身体总有各种各样的小毛病,那么,就加入健身的行列吧。很多健身动作能增强你的心肺功能,减少体内脂肪,让你健康地享"瘦";还可以缓解工作中的疲劳状态,使你精神饱满、情绪放松,从整体上提升你的体质和健康指数噢。

所以,当你不知道练什么时,不妨根据自己的体质和健康指数决定吧。

· 你的体重标准吗?

除了健康、强壮的体质,还有什么是你想要的呢?

大家都体检过吧,每次体检都会测量身高和体重,比如:某男士身高175厘米,体重70千克。那么,体重多少才标准呢?

这里就不得不讲到一个概念——BMI,即身体质量指数,是判断一个人身体体质和体脂的参数。

BMI= 体重(千克)÷【身高(米)】^{2}

还是以上面的身高、体重为例,通过计算可知,他的BMI 为22.8。一般来说,成人的BMI 数值低于18.5,说明体重过轻;在18.5~ 25.0之间为正常体重;25.0~30.0为超重;超过30.0为肥胖。

所以,他的身体质量指数在正常范围内。

如果通过计算,你的 BMI 值超出正常范围,就说明你体重超重。那么,赶紧加入健身的队伍吧,尽情挥洒汗水,让肥肉在运动中"燃烧"，打造标准体重。

如果体重达标，恭喜你，身高与体重比例比较合理。

但是，这就意味着你不用健身了吗？

"我身高和体重的比例挺好的，不胖不瘦为什么要健身啊？"

其实，健身不仅仅可以减肥，还能增强体质，赶走各种亚健康问题，关键的一点是还能塑形，提升你的整体气质和形象。

很多外表看上去并不肥胖的人，身体底子都不太好，经常头疼、感冒，平常又不喜欢运动，抵抗力比较低下，比较容易生病。

请大家仔细想想，你的体重是挺标准的，但是有没有以下烦恼呢？

没有让女生看上去尖叫的腹肌和胸肌，没有像男明星一样的身材和气质，感觉穿什么衣服都不好看；你总是羡慕周围健身的朋友身材好，可自己就是不愿意运动。

所以，在考虑健身前，除了体重，你还要关注的是你的身体比例。

·你的身体比例如何？

每次去称体重，虽然都很标准，但是手臂又粗又大，掀开衣服，看到腹部一层层的赘肉，摸上去软软的、松垮垮的，捏几下好像能捏出油水来，冬天穿的衣服多还可以遮一下，一到夏天就露出来了，穿什么衣服都觉得肿肿的，特别难看。

很多人只关注自己的体重和身高，往往忽视了身体各部

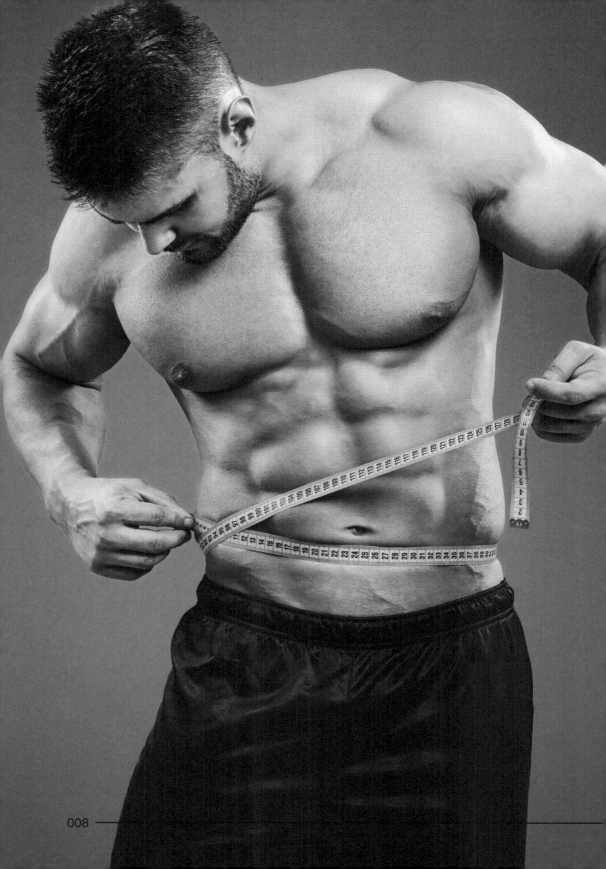

位的比例。即使体重标准，但身体比例不协调，比如胳膊上有"拜拜肉"、锁骨不清晰、小腿不够纤细等，都会影响整体形象。

小斌和大壮是我的两个朋友，他俩的身高都是175厘米，体重都是70千克，不多也不少，唯一不同的是小斌看上去很健硕，而大壮看上去胖胖的、肉嘟嘟的。大家都以为小斌比大壮瘦好几千克呢，没想到他俩的体重竟然是一样的。原来，小斌经常健身，练就了一身好肌肉，而大壮喜欢吃吃喝喝，也很少运动。虽然他俩体重一样，但是小斌看上去比较帅气、健康，大壮看上去就是一个小胖子，穿什么衣服都不好看。

所以，我们不能把体重作为衡量身材唯一的标准，体重相同的两个人，身体比例方面可能相差十万八千里。

健身前，大家可以仔细观察一下自己身体各部位的比例，比如手臂粗不粗、小腿细不细、肚子鼓不鼓、臀部肥不肥……

如果对某个部位不满意，那么，就开始投入到健身中来吧，有针对性地对这些不满意的部位进行重点锻炼，让自己拥有迷人、健硕的身材吧。

总之，你的身体状态不同，健康状况不同，健身的方向也会不一样。关键的一点是，你要清楚自己的身体状况，哪不足练哪。

健身房 vs 自己家，
根据条件决定

　　"在健身房练还是在家练"，这是很多人都会纠结的问题。去健身房当然不错，但是每次去花费的时间比较多。在家自己练呢，虽然比较省时省钱，但是没有教练指导，也没有专门的器械，能达到好的健身效果吗？其实，选择在健身房练还是在家练，关键要看自己的条件，比如时间、收入、想法等。

· 在健身房练的好处

　　作为一个初学者，如果你有充足的时间，又有足够的资金，那么，在健身房锻炼是不错的选择，专业的指导和高效的健身器械可以让你较快入门。

精准的指导和专业的训练

　　对于刚入门的健身"小白"来说，刚开始锻炼时，总会有点摸不着头脑。这时，如果能得到专业教练的指导，就能事半功倍，少走弯路，提高运动效果，避免运动损伤。如果能找个私人教练，当然更好，可以一对一进行专业的训练。该怎么练、练多少次、怎么吃，教练都会对你进行专业的指导。即使不报私人教练课，遇到问题也可以及时咨询教练，与其交流，也能学到很多知识呢。

健身房的项目和器械多

　　健身房一般都配备有各种专业健身器械，如跑步机、哑铃、杠铃、夹胸器、拉力器等，你可以自由选择练习。此外，你还可以报名参加动感单车、瑜伽、健身操、舞蹈等课程。这样不会觉得枯燥乏味，而且可以练到各个部位，比较全面。

健身房的气氛好

可千万别小瞧这气氛了！想想：大家一起在健身房运动，一起挥洒汗水，是不是觉得很正能量呢？特别是对于健身初学者来说，更需要他人的鼓励和影响。大家可以一起聊天，互相交流心得体会，说不定还能成为很好的朋友呢。不少人信誓旦旦地买一大堆器械回家，说是要减肥，结果闲置在一边，成了摆设，最后只能转让，这又是何苦呢？

不受天气等不可控因素的限制

自己在公园跑步、拉伸，固然是省时省钱的好办法，但是如果遇上刮风下雨，你还想去公园跑步吗？相信你也会嫌麻烦的。可是，在健身房锻炼，完全不用担心天气状况，即使下暴雨、刮大风，你还是可以正常施行自己的健身计划。

· 在健身房锻炼的弊端

不过，去不去健身房练，还有很多东西要考虑，比如你的经济状况和时间问题。即使你办了健身卡，但是有可能因为时间不够而中途放弃。所以，在做选择之前，好好考虑以下问题吧。

去健身房费用较高

一般来说，健身房里都配备有齐全的器械设备，有专业的教练指导，去健身房锻炼的话，比在家锻炼费用高，如果请私人教练的话，花销会更多。所以，在决定是否去健身房之前，建议你综合考虑一下自己的收入状况。

需要专门安排时间

如果你计划去健身房锻炼，就要专门抽出时间。出门之前，要准备好衣服、鞋子、毛巾、水杯等。如果健身房比较近的话，花在路上的时间可能会比较少，可如果健身房离家比较远，路上可能会堵车，等真正到了健身房开始锻炼时，时间可能已经过去半小时甚至 1 小时了。这时，你还有激情锻炼吗？去健身房锻炼要花的时间比自己在家锻炼要多得多，往往需要专门腾出时间去做前期准备工作。如果你工作很忙，能坚持多久呢？

巅峰时间要排队

现在去健身房锻炼的人是越来越多了，虽然器械数量不少，但总是僧多粥少，特别是在下班后或者周末的高峰时期，器械区总是人满为患，排队可能要等上 20 分钟，甚至更久。想想，等一次两次还行，每次都这样，你也会烦的吧，也许还没排到你，就已经放弃了。

· 自己在家练的好处

你可能因为平时工作忙，或者考虑到经济条件，没有办法去健身房锻炼。不过，没关系，准备好一些小器械，制订详细的锻炼计划，自己在家练习，也能得到想要的胸肌和腹肌噢。

省时、省钱

对于初学者来说，如果无法去健身房锻炼的话，可以自己购置一些居家小器械，比如弹力带、哑铃、瑜伽垫、瑜伽球、跳绳、卧撑架、腹肌轮等；再买几本有用的健身书，武装自己的理论知识；也可以向周围健身的朋友讨教经验，定下自己的健身目标，就可以正式开始健身了。这样可以省掉大部分的时间，即使下班回到家已经八九点了，你也可以换上运动服，举几组哑铃或拉几组弹力带，也大大节省了去健身房锻炼的开销，轻松实现塑形、减重的目标。

自主性较强

在家健身的话，可以根据自己的需求，想练哪个部位就练哪个部位，想哪个时间锻炼都可以。不受教练的影响，也不用排队等候。现在网上有很多健身方面的资料和视频，你都可以用来参考。当然，也可以咨询身边健身的朋友。这样自主性更强，能集中精力锻炼自己的胸肌、腹肌、臀肌等。

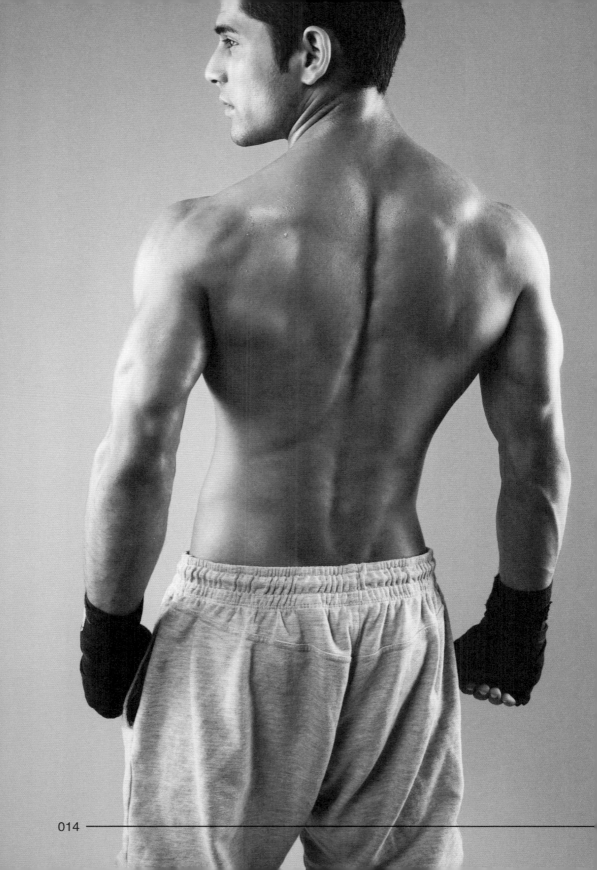

·在家锻炼的弊端

虽然自己在家练习可以大大节省时间和金钱，可是，没有健身底子的你，如果意志力不够坚强的话，你能坚持多久呢？

缺乏专业的指导和器械

如果你毫无健身经验，自己一个人健身时，很可能会因为没有专业人士的指导而多走弯路，甚至在练习过程中因为用力不当而受伤。而且，即使你购买了一些小器械，可能会因练习方式不对，而导致健身的效果不明显。

容易半途而废

一个人健身的话会很乏味，没有健身房良好的氛围，很难坚持下去。刚开始你可能会有兴趣和冲劲，觉得健身很好玩，态度也非常积极；可是，时间长了，你可能会受惰性、天气、心情、时间等因素的影响，说不定哪天就不想练了，"三天打鱼，两天晒网"，甚至最终放弃。

节食 vs 运动，
健康说了算

"三月不减肥，五月徒伤悲。"当你在计划减肥的时候，首先想到的是什么呢？节食吗？现在网络上流行各种快速的节食减肥方法，比如七天节食减肥法、喝水减肥法、苹果减肥法等，这些减肥方法都号称可以保证在一个月内瘦多少，而且无痛苦、不反弹。

当你看到这些字眼，便激起了尝试的欲望，于是你满怀期待地选择了其中一种节食减肥法，信誓旦旦地开始了减肥之旅，还幻想着一个月之后减掉几千克的肥肉呢。

你可能会制订一个星期的饮食计划，规定自己每天三顿吃什么，克制自己一定不能吃什么。第一天你强忍着饥饿，只吃清汤寡水的蔬菜或者水果，好不容易熬到了晚上，肚子饿得实在受不了，但是想到能减肥，你也就忍了。第二天，你吃同样的东西，体验着同样的痛苦。终于到了第三天，饥饿难耐，暴食一顿，净挑高热量、高糖分的食物吃，吃完之后又很懊恼，于是又开始下决心节食……就这样，你好像陷入了恶性循环：节食—暴食—节食—暴食。想想，这样真的能减肥吗？

当然不能减肥，节食减肥的效果并没有想象中那么神奇。虽然你节食一两天后，可能会发现自己的体重轻了一两千克，但是你有没有注意到：你的皮肤也因此变得黯淡无光了，整个人看上去也没有精神，工作也没有精力……

当然，不可否认，很多人凭着顽强的意志力节食减肥成功了。但是，你们知道吗？节食容易反弹，你减掉多少，一旦意志力松懈，胃口大开，可能会胖回去一倍，甚至更多。

　　有报告研究表明，80% 节食减肥的人都容易反弹，而且节食减肥的效果没有健身减肥的效果明显、持久。节食时，因为摄取的热量低于正常的生理需求，一段时间后，我们的基础代谢率会下降，比如，原本你一天的热量需求可能为 6300 千焦，现在只吃 5000 千焦的热量，一开始体重会下降，但是节食一段时间后，你的基础代谢率可能会降为 4200 千焦，一旦哪天你摄入 5000 千焦热量，吃进去的热量大于需要消耗的热量，就会囤积脂肪，出现反弹的现象。

　　其实，健康的、稳定的饮食习惯不但不会让你变胖，从长远角度看还有利于长期的减重减脂，而且比短时间的节食更有效果。

　　在这方面，配合适量的运动能加速脂肪燃烧，塑造健美的体态。动起来吧，享受健身的快感，感受汗水挥洒的畅快吧。不要再为自己找借口，不要想着偷懒了，健身能让你的身体瘦下来，而且是健康地瘦噢。

坚持之道：
让身体习惯酸痛

大家应该都有过跑步的经历吧，每次跑完步后会不会感觉腿部酸痛呢？对，没错，在健身时，这种酸痛的感觉几乎与我们相伴相随。大家不要害怕酸痛，也不要因为酸痛而放弃健身计划，因为酸痛意味着你的肌肉得到了充分的锻炼，正在慢慢变壮，坚持下来，诱人的胸肌、腹肌就会出现了。

·肌肉为什么会酸痛

一般来说，健身后出现肌肉酸痛是因为在训练过程中产生了大量的乳酸，当运动产生的乳酸量多于人体自身消耗的乳酸量时，乳酸就会阻碍血液的流通，导致我们出现肌肉酸痛。

如果出现正常的肌肉酸痛，那么恭喜你，说明你的练习方向正确了，力度也比较合适。如果你是第一次健身，出现这种感觉，意味着你成功地迈出了健身的第一步，体验酸痛是健身成功的必经之路哟！健身后肌肉酸痛的感觉，一般在不继续运动的情况下5天左右的时间就会自动消失。不过，如果继续保持运动，适当减轻运动的强度，试着习惯这种酸痛感，几天后痛感就能自动消除。所以，单从尽快消除酸痛的角度来看，停下来不运动反而会让你的酸痛感持续更久。当你的身体习惯了这种运动的节奏和感觉，习惯了运动过程中的酸痛感，这意味着你在健身道路上又前进了一大步噢。

举一个很简单的例子。我们刚跑步时，第一天还没跑几圈，就觉得气喘吁吁的，腿部酸胀，步子总迈不开。可是，如果坚持下来，跑完五六圈，并且坚持跑步一个星期，即使每次都会感觉腿酸痛，但是慢慢地，你会发现身体习惯了这种酸痛感，也不会觉得难受了。

小黄刚开始练腹肌时，用健腹轮一口气做了 25 个推拉动作，第二天感觉全身酸酸的，还有点痛。后来，他坚持锻炼，慢慢地也习惯了这种酸痛感，通过几个月的练习，腹肌也练出来了。

·如何缓解肌肉酸痛

当然，并不是每个人都能忍受这种痛楚，如果你想要尽快缓解和消除肌肉酸痛，可以试试以下几种方法。

轻微拉伸

轻微的拉伸运动能有效缓解和消除运动后的肌肉酸痛，将聚集在一起阻碍血液流通的乳酸分散开，减轻肌肉紧张感，舒缓局部肌肉酸痛；还可以及时舒展你的肌肉纤维，达到塑形的效果。拉伸时要特别注意力度，不要拉伤了肌肉和韧带。在健身房锻炼的朋友，可以请教练或者有丰富经验的资深"健友"辅助做拉伸运动。

冷敷和按摩

训练结束后，如果感觉肌肉酸痛得厉害，可以先用冰袋冷敷疼痛的部位，一般冷敷 10~20 分钟，注意冰袋与皮肤之间要隔一块干毛巾，以免冻伤皮肤。当训练结束 48 小时之后，再按摩酸痛的肌肉，方法是沿着肌肉的走向挤压推按，这样能帮助减轻肌肉紧张，促进血液循环，从而加速恢复。

热水浴

运动完之后，洗个热水澡，充分享受温水带给身体的舒适感，洗去身体的汗水，消除肌肉的紧张感，放松肌肉，加速循环，血液流动越顺畅就代表越多的氧气和养分输入了细胞组织，从而更快修复受损的肌肉。

有氧运动

健身完后，千万不要躺下来一动不动噢。最好约上几个朋友出去慢跑、游泳或者练练瑜伽等，比躺在床上"哎哟、哎哟"地叫苦叫疼要好得多。这些都是有氧运动，能加速身体内乳酸的分解，产生满满的能量，减少乳酸的堆积，缓解和消除健身后的肌肉酸痛。

总之，健身完后，不要完全停下来，要继续趁着这种趋势和动感，享受肌肉的酸痛，与酸痛感友好相处，让健身持续下去。

了解身体极限，
避免运动损伤

随着健身的流行，越来越多的人通过健身来改善自己的体形或健康状况，但是由于动作不正确或者过度追求锻炼效果，有不少人在健身的过程中会发生运动损伤。

一旦发生运动损伤，将会严重影响身体健康，甚至还会留下后遗症。所以，保护自己的身体健康真的非常重要。运动损伤一般分为外伤性损伤和过劳性损伤两种，最常见的为过劳性损伤。在锻炼过程中，人们往往会感觉到肌肉酸痛，这是因为你的身体肌肉在拉伸，让你变得更加柔韧。许多锻炼者分不清自己身体的疼痛类型，把肌肉拉伤误以为是正常运动后的肌肉酸痛，继续勉强自己进行锻炼，最终导致伤势加重。

那么，如何判断身体上的疼痛是属于正常运动后肌肉酸痛，还是关节周围软组织受伤呢？

你可以按一按自己的疼痛部位，正常运动后的肌肉酸痛是大面积疼痛，而且还会左右对称；而肌肉拉伤是某一点疼痛，无对称性，按下去的感觉也不是酸痛，而是剧痛。

在锻炼时，要时刻关注自己的身体情况，并且提前做好防护措施，最好在容易受伤的部位使用肌肉效能贴并戴上护腕、护膝等护具。

锻炼身体要适可而止，如果出现局部肌肉剧痛，应立即停止练习，不要勉强自己。在进行跑、跳等动作较多的运动前，更应该注重活动腿部肌肉关节。

常见运动损伤急救

前面提到如何预防运动损伤，但万一还是不幸发生了运动损伤，那就应该立即停止运动，并进行救治。很多人缺乏运动训练卫生知识，不太了解如何进行紧急救治，从而造成不必要的痛苦，甚至令伤势恶化。

为了避免这种情况，接下来就让我们看看如何应对常见的运动损伤吧。

表皮擦伤

运动时难免会因为磕磕碰碰，导致皮肤擦伤。如果伤口部位较浅，面积较小，可用药用酒精、药用消毒水涂抹伤口周边皮肤。较小的伤可以贴上创可贴，伤口部位较大可以用干净的消毒纱布包扎好。如果伤口上沾有污物，则必须用生理盐水或清水配合棉签，清洗伤口表面的污垢，再进行处理。

崴脚

崴脚在医学上又叫作"踝关节扭伤"，是一种常见的运动损伤。一旦发生崴脚，应立即停止运动并坐下休息。在崴脚后两天内，应用冰袋或冰毛巾敷在受伤部位，这样可以减轻疼痛并促进血管收缩。在坐下或躺着休息时，还可以用枕头垫高受伤部位，这样可以促进静脉回流，加快血液、淋巴液循环，从而减轻局部肿胀和疼痛。两天后，当疼痛和肿胀逐渐减轻时，可以通过热敷帮助消散瘀血，还可以用正骨水或红花油之类的药物配合按摩，促进肿胀部位血液循环，更快治疗伤势。

关节韧带拉伤和肌肉拉伤

一旦发生关节韧带拉伤或肌肉拉伤，应立即停止活动，并用冷水冲刷受伤部位或用冰块冷敷。冷敷后，可用干净的绷带包扎受伤部位。包扎的紧度要适中，要感觉到局部有压迫感，包扎部位不能发麻或发紫。包扎的目的是为了抑制肿胀进一步加重，还能支撑受伤部位的肌肉。如果受伤情况严重，应立即送医，接受进一步检查和治疗。

急性腰部扭伤

运动姿势不正确或者用力过猛很容易造成腰部扭伤，一旦发生腰部扭伤，应立即平卧在硬板床上休息，以减轻伤痛和肌肉痉挛。若无条件，也可以直接平卧在地上，等待别人找来门板或宽木板将自己水平搬上去，并让他们在自己的腰部两侧塞垫衣物，以便固定腰部，并立即送往医院接受治疗。

脱臼

一旦发生脱臼，千万不要揉搓脱臼部位，更不要试图自行接上脱臼位置，以免造成二度损伤。如果脱臼部位发生在臂部，应找来一条干净的长毛巾或者三角巾，用毛巾或三角巾把前臂和肘部托起，挂在颈上，并前往医院接受治疗。

运动伤痛康复训练

　　发生运动损伤后，需要一个漫长的伤痛康复过程。有不少人因为曾经受伤，所以对运动产生了畏惧的心理，甚至连走路都有阴影。

　　事实上，许多研究发现，发生运动损伤后，在医生的指导下，适当进行康复性训练，能撕开酸痛肌肉的损伤粘连部位，促进体内血液循环，有效加快肌肉组织恢复速度。如果你受伤的是肩部位置，在伤势稳定后，可以适当前后摆动、上举手臂，反复活动肩关节，还可以进行手臂滑墙练习；如果你受伤的部位是腰背部，可以每天进行适度按摩，并使用泡沫轴进行康复训练；如果你受伤的部位在脚踝，可以尝试进行左右上下活动脚踝。

手臂滑墙练习

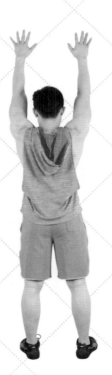

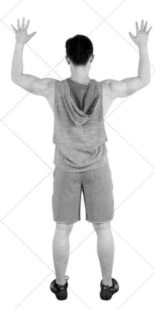

Step1 ▶

身体紧贴墙壁站立，缓慢向上举起手臂，手臂尽可能向上伸。

Step2 ▲

缓慢将手臂沿着墙壁往下降，使肘关节呈90°，保持肘关节和腕关节紧贴墙壁，然后缓慢回复原位。每天坚持练习3次，每次重复10组动作。

泡沫轴练习

Step1 ▶

双腿屈膝，将泡沫轴放在
受伤的背部，双手抱头，
使臀部以上部位抬离地面。

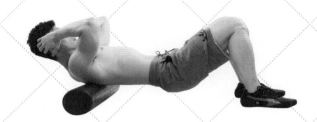

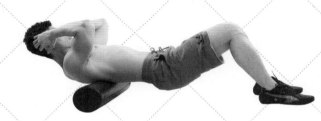

◀Step2

利用自身体重，缓慢地在受伤
部位来回滚动泡沫轴，直到
疼痛感减轻。每天坚持练习3
次，每次重复15组动作。

脚踝练习

Step1 ▶

坐姿，一条腿屈膝，另一条
腿伸直，双手扶住小腿，脚
背绷直。

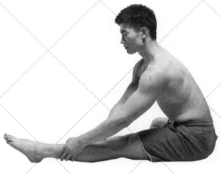

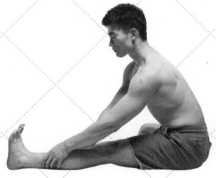

◀Step2

保证腿部不动，只转动脚踝，缓慢地上
下左右转动脚踝，还可以试着用脚趾在
空中写出字母。每天坚持练习3次，每
次重复10组动作。

如何挑选健身馆?

决定要去健身房锻炼后，如何选择合适的健身馆就是摆在大家面前的一大难题了，尤其是对健身新手而言。是价格高的健身馆比较好呢，还是名气比较大的健身馆比较靠谱呢?

在选择健身馆之前，你需要从以下几个方面考虑:

最贵的不一定是最好的

不要一味追求会费昂贵的健身馆，最贵的并不一定是最好的。选择健身馆时，你要根据自身实际的经济情况，选择一个自己可以接受的价格。当然，为了能够找到一家真正适合自己的健身房，必须要花一些时间和精力"货比三家"。要对多家健身房的价格和服务进行综合比较，不要让昂贵的健身会员费阻止了健身的脚步。

离家或离单位近

健身房的地理位置是你要重点考虑的，因为位置可以确定你每天的训练时间。健身房不能离家或工作的地方太远，最佳的选择是离家或公司20分钟以内车程，或者步行30分钟以内就能到达。这样你随时都可以去，也可以充分利用时间，避免因为太远产生懒动或厌烦的情绪，也不会出现办了一张年卡因为忘记或没有时间去而浪费的情况。

种类丰富、质量好的健身器械

事实上，很多健身新手在办理健身卡时，是不知道自己在健身器械方面有什么特别要求的，这可能也是大家容易忽略的一点。来到一个健身房时，可以大致观察一下器材是否齐全，比如脚踏车、跑步机、动感单车、划臂器等，是否有某个部位的固定训练器械，比如悍马机、拉索训练机等，力量器械的角度是否能调整，是否有适合自己的力量器械。尤其对于新手来说，要考虑这个健身房是否有适合练习的器械，比如小重量的哑铃。

男性的健身人士可以多考虑卧推架、深蹲架、健身凳等，检查一下这些器材是否都能良好地运转，是否会定期维护保养，螺丝是否有松动，电线是否良好等。总之，安全必须放在第一位。此外，还要充分考虑健身器械的使用人数与器械数量之间的比例是否协调。你可以选在某个时间段去考察一下，看看某个器械的排队情况怎么样。想想，如果每次跑到健身房时，总看到跑步机没有空闲的，你还有耐心和激情训练吗？

完善的附属设施

除了基本的健身器械，你还需考虑的是健身房的其他设施，比如淋浴、衣柜等。对照下面的问题，看看你选择的健身房设施附属条件是否符合你。

●健身房的环境是不是整齐、干净？空气质量如何？

●是否有淋浴？热水够不够用？人多的时候需要排队吗？

●有没有衣柜？够大、够用吗？

●是否有饮水机和擦汗的毛巾？

●是否有免费的停车位和 Wi-Fi？

●是否配备有外伤用药的小药箱？

当然，如果还有更多的设施，比如SPA、瑜伽馆、游泳池、网球馆等，都会为健身馆加分噢。

优秀的健身教练

前面提到了如何选择合适的健身教练，我们应该重点关注他们有没有参加过一些比较专业的比赛，取得过什么名次，是不是受过专业的培训，从业经验是否丰富等。

总之，挑选健身房就像买鞋子一样，只有合脚的才是最舒服的，只有合适的才是最好的。

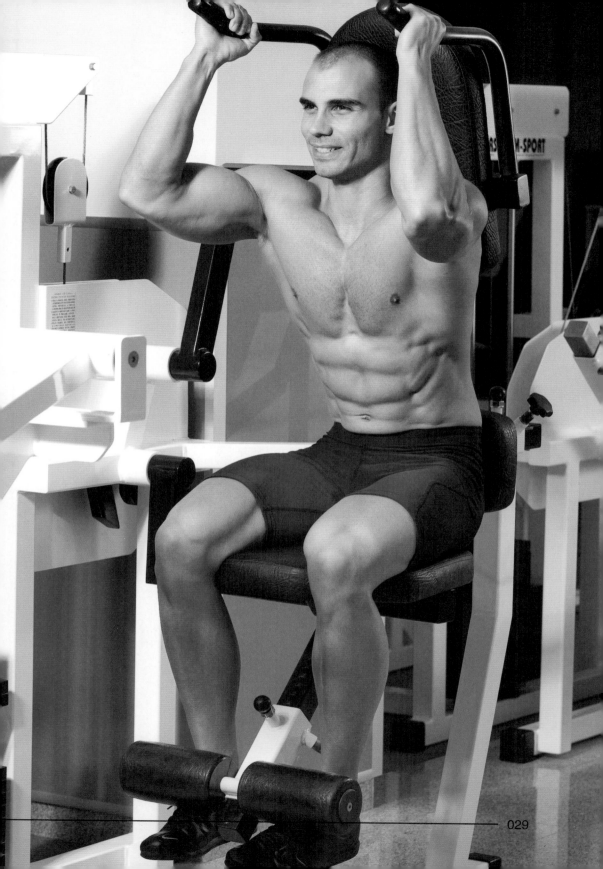

需要选择私人教练吗？

如果我们去健身房，肯定会看到有教练专门辅导某个人训练，这个教练就是健身私人教练。私人教练是我们健身时的指导老师，私人教练和非专业人士相比有明显的优势，大多数私人教练本身就是健身达人，拥有丰富的健身经验，如果你找到了技能过硬的私人教练，他肯定能在健身方法、训练时间和周期、运动量和运动强度等方面给你明确、中肯、合适的指导。如果你不知道从哪里开始训练，私人教练会给你建议；如果你动作不标准，私人教练也会辅助你练习。此外，还能给你饮食方面的建议。

对于很多健身新手来说，第一次去健身房，不知道是请私人教练呢，还是自己一个人慢慢摸索。找私人教练呢，觉得太贵了；自己一个人练呢，没专业人士指导，又怕走弯路，甚至在运动中伤到自己。那么，私人教练，到底找还是不找呢？

其实，找不找私人教练，关键要看你自己。

如果你想健身，但是平时工作很忙，只有周末才有时间去锻炼，那么在经济条件允许的前提下，请一个专业、负责、耐心的私人教练就很不错。对于健身新手来说，私人教练能让你少走弯路，更好、更快地入门，掌握各种器械的使用方法和自己发力的方式，能让你避免训练不到位的问题，还不容易受伤，大大提高健身效率，以最快的速度达到自己想要的结果，让你尽快找到训练的感觉。

虽然说私人教练可以帮助你更有效地达到你的目标，并避免运动伤害，不过，如果你没有多余的钱请私人教练的话也没关系，可以向健身房里的各位"大神"虚心求教，问问器械该怎么用、动作该怎么做等。自己平时多下点功夫，多学习和了解健身知识，多看看健身书等，都可以弥补这些不足。

冯先生是我的学员之一，来找我之前，自己在家通过俯卧撑训练胸肌已经一年了，可能是路子不对，一直找不到胸肌发力的感觉，一年下来，他的胸肌一块也没练出来，反倒是胳膊越练越粗。后来，在我的全程辅导下，冯先生逐渐矫正不规范的动作，才短短几个星期就明显感觉到胸肌壮实了不少，体力也比从前充沛了，特别有成就感。

如何选择靠谱的私人教练？

首先，要看私人教练的资质和经验。可以要求看一下教练的资质证书，然后和教练交流一下。问问他教过多少学员，效果怎么样；他平时的教学手段如何；问问他的理念是什么，是否和你的理念一致；还有就是他的训练方法是否清晰、有条理，可执行度有多高等。

其次，体验一次普通健身和私人教练课程。体验普通健身课程时，可以观察一下每个教练上课的态度、风格等是否和自己期望的一致，多看看每个教练是怎么带学员的，是否能帮助学员矫正动作并保护好学员完成动作。然后，可以选择一两个你认为带课水平还不错的教练，再做进一步的交流，比如了解他们大学专业是什么、得过什么奖项、从业多长时间、资质如何等。

最后，与中意的教练进行交流。可以和教练深入讨论一下需要多少次课程、每周来上几次课等问题。最好与教练沟通你的健身目标，然后对身体健康、体能等进行测试，尽快制订一项健身计划。计划定下来之后，就可以开始健身了。

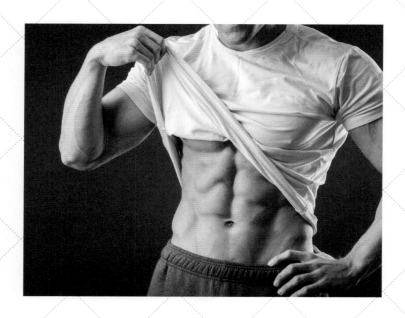

怎样使用高科技产品
辅助健身？

　　现在是高科技的社会，很多人健身也喜欢搭配一些高科技的产品，比如运动耳机、智能手表等。它们不仅能帮助我们记录健身时的心率、速度、热量等，还能给我们提供很多便利。下面介绍几种常用的高科技健身产品，看看有没有让你心动的那一种呢。

运动耳机

　　运动时，你是不是想听听音乐，但是又担心耳机滑落？不用愁，这里有一款专门为运动准备的耳机，即运动耳机。这种耳机不会因为身体运动而使耳机从耳朵里掉落，具有一定的防水性，即使你运动后大汗淋漓，也不用担心汗水流入耳朵。运动耳机采用的是挂耳式设计，佩戴牢固，舒适度高，也不用担心激烈运动中耳机脱落。

智能手表

　　现在市面上的智能手表种类越来越多了，一般来说都可计算行走步数、消耗的热量、距离、速度、心率、睡眠质量等，还能与你的智能手机无线同步噢。假如你习惯夜跑，智能手表也很贴心，只要你轻轻触碰按键便会发光，如指针一般显示时间。而且，很多款智能手表设计非常精美，即使整天佩戴，也不会出现任何不适感。如果你戴着它睡觉的话，它还可以成为你的睡眠状态追踪器，你可以通过它查询自己的睡眠质量情况。

智能体重秤

减肥时，是不是每天称一次体重心里才有底，才知道运动有没有效果呢？这时候，一款智能体重秤就会帮助你更好地了解身体状况。智能体重秤不仅能够测量体重，还能够测量脂肪率，同时将数据无线传输到你的手机上来监测体重变化。

智能手环

智能手环是一款穿戴式的智能设备，它可以帮助你了解自己的睡眠、饮食和运动情况。更奇妙的是，这些数据可以与你的手机、平板电脑同步，帮你做出更明智的生活选择。很多智能手环充一次电，可以持续用一个星期，甚至更长时间。设计比较简约，颜色多样，戴起来不仅舒适，而且也很时尚，特别适合外出携带。此外，很多智能手环还具备防水能力，读取数据也非常简便、快速。

拒绝跟风，
探索自己的健身方式

　　首先，从了解自己开始，问问自己是想瘦身还是想增重，是想塑形还是想强体，总有一个目标是你想要的。

　　看到身边的朋友都办了健身卡，你是办，还是不办呢？我劝你不要跟风，根据自己的实际情况来。如果你的收入可观，有多余的钱支出，又有充足的时间的话，想尽快看到健身效果，那么办一张健身卡也很不错。

　　即使不办健身卡，你也可以自己在家锻炼，借助一些小器械，比如哑铃、弹力带、瑜伽球等，在家轻松创造出自己的专用"健身房"噢。小型"健身房"打造出来了，接下来就好办了，你可以在家用瑜伽垫练习各种自重动作，比如俯卧撑、平板撑、深蹲等，也可以举哑铃、跳绳等。

　　很多朋友没有真正的健身经历，害怕自己在运动中拉伤。其实，也不用过于担忧和恐惧。还没开始就怕这怕那，还是不是男子汉大丈夫？只要方法得当，加上贴心的小护具，比如护膝、护腕等，就能防止发生运动损害。

　　也许你还有这样或那样的疑问，也许你还有种种担忧和害怕，但是"美景在路上"，只有真正开始健身，你才能体会到健身的乐趣。即使一路荆棘，但是能得到身体的蜕变、精神的洗礼，何乐而不为呢？不要再迟疑了，不要再问别人该怎么健身了，从现在开始，让我们一起健身吧，探索出独具特色的健身方式，适合自己的才是最好的。

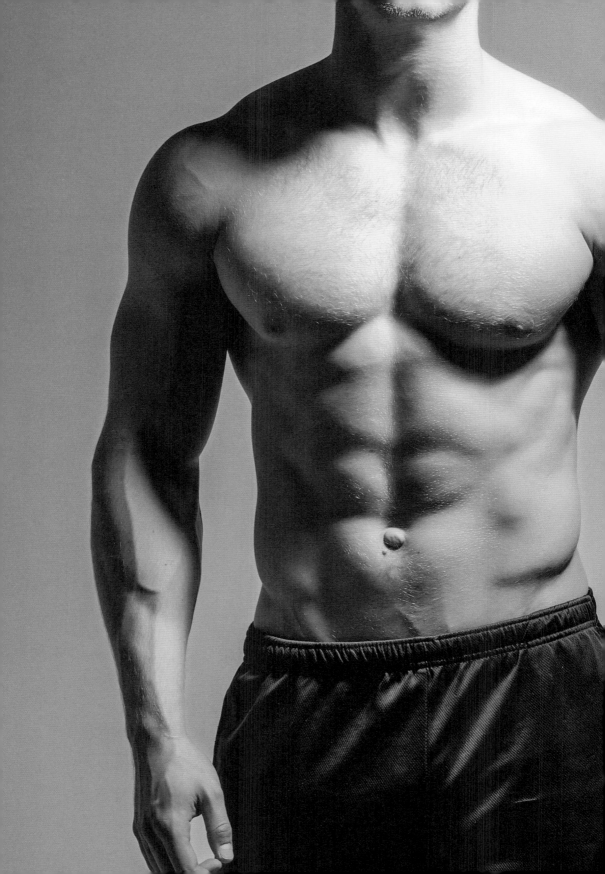

Part

2

时刻不忘：
练前热身、练后拉伸

运动前，你热身了吗? 运动后，你拉伸了吗?
如果没有，请从现在开始。练前进行热身，让身体
提前进入运动状态。练后不忘拉伸，及时减轻肌肉
的酸痛，快速消除疲劳感，促进身体恢复。

练前热身，
让运动安全又高效

在正式开始健身之前，热身环节必不可少。可是我认识的不少人都认为热身动作没有必要，只是在浪费时间。真的是这样吗？在运动前热身，可以放松我们全身的肌肉，给身体来一次"预热"，缓解身体的僵硬感，预防运动损伤，提升练习效果。

还记得我们以前上体育课时的情形吗？在正式运动前，体育老师都带着我们做几个拉伸动作，压压腿伸伸手臂什么的，并告诉我们，做运动之前一定要先热身，这样才能避免运动伤害。如果你很少运动，在做热身时，会发现自己的身体关节发出"咔咔"的声音，听起来有点可怕，身体关节也有点痛。这让很多人不想做热身运动，甚至产生了畏惧的心理。

事实上，我们身体关节之所以会发出"咔咔"之类的可怕声音，是因为我们长期不活动，关节变得有些僵硬了。而人体是很奇妙的，我们的关节连接处有一种叫"关节囊"的东西，能把我们的骨头与骨头结合在一起，而我们的关节囊里则有一种被称作滑液的润滑剂。如果我们经常运动，就会压缩关节囊和它里面的液体，使那些含氮丰富的气体从润滑溶液中溢出，让我们的关节得到润滑。

在运动前热身，或者在平时休息时做几个热身动作，能有效增加关节润滑液分泌，降低肌肉的黏滞性，使筋腱更灵活，还能调整身体状况及感觉，让你更快地进入运动状态。

到底要如何开始热身呢？让我们一起来看看吧。

·健身教练推荐计划

锻炼功效

活动全身各关节及肌肉，加快血液循环的速度，使肌肉组织得到充分的血液供应，增强肌肉的力量和弹性，润滑关节，为正式运动做好充分准备。

锻炼方法

每次运动前做一整套热身动作，充分运动身体，每组6次。

锻炼强度

夏季做热身动作时，可根据身体情况适量减少热身时间。在冬季时，应该适当增加热身时间，但最长不宜超过30分钟。

器材选择

无。

推荐动作

拉伸颈部、肩部、胸大肌、背阔肌、腹部、腰部、大腿、臀部等部位。

01

颈部热身

难度系数：★★

锻炼次数：做2~3组，1组10次

锻炼效果：可以彻底放松颈部肌肉，使更多的血液带着氧气流向肌肉。

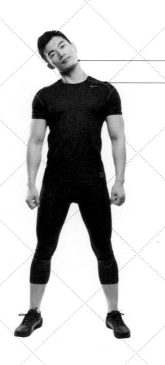

Point1：感受一侧脖子的拉伸。

Point2：肩部要保持不动。

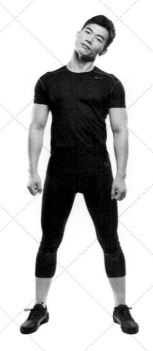

Step1

站立，双手自然下垂放于身体两侧，慢慢将头向右侧倾斜，眼睛向前看。

Step2 _____

然后将头回正，慢慢将头向左侧倾斜，保持姿势4~5秒。

手臂热身

02

难度系数：★

锻炼次数：做 1 组，每组 6 次

锻炼效果：能放松肩部，使身体不再僵硬。

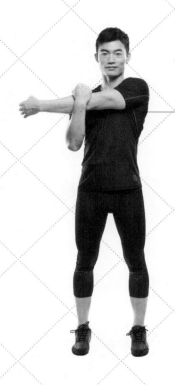

Point：背部注意挺直。

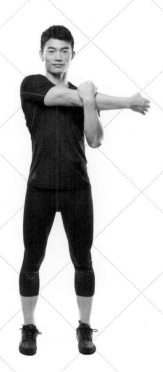

Step1_____

双脚站立与髋同宽，双膝微弯；左臂向右肩方向伸展；屈右臂，手腕处紧贴左臂，用力往里压。

Step2_____

换一边再重复相同动作。

03

胸大肌热身

难度系数： ★

锻炼次数： 做 1 组，每组 6 次

锻炼效果： 可以放松胸大肌，提高身体的协调性。

Point：保持上臂与肩膀在同一平面。

Step _____

站立，将一只手置于支撑物上，将身体慢慢向前推出，直到胸部肌肉有伸展的感觉。

04

背阔肌热身

难度系数： ★★

锻炼次数： 做 1 组，每组 6 次

锻炼效果： 可以放松背阔肌，有效避免肌肉受伤的情况发生。

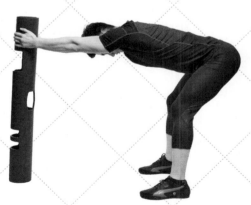

Point：注意抓牢，小心发生意外。

Step _____

站立于一能支撑体重的支撑物前，以双手抓握并将身体往后倾，微微屈膝，双腿向地面施力，手臂向后拉，感受背阔肌的拉伸。

05 腹部热身

难度系数：★★

锻炼次数：做 1 组，每组 6 次

锻炼效果：充分锻炼到腹部肌肉。

Step _____

站立，双腿打开伸直，双手放于身体两侧。双手臂伸直并拢在一起，向头的方向打开，同时腰部向后尽可能伸展。

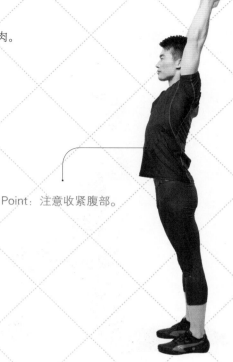

Point：注意收紧腹部。

06 弓身下压

难度系数：★★

锻炼次数：做 1 组，每组 6 次

锻炼效果：拉伸大腿和膝关节后侧韧带，帮助顺利进行腰腹训练和腿部训练。

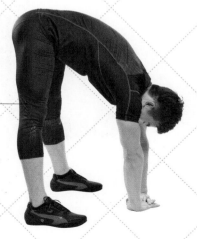

Point：腿部尽量伸直。

Step _____

双腿伸直跨立，略宽于肩，双手反掌合十放在身前，然后慢慢向地面垂直下压，直至掌心贴地，保持此姿势 5~15 秒钟。

07

腰部热身

难度系数：★★

锻炼次数：做 1 组，每组 6 次

锻炼效果：可以锻炼腰部，使身体变得更灵活。

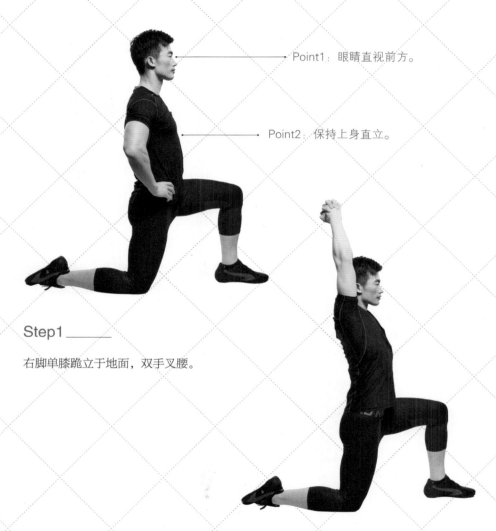

Point1：眼睛直视前方。

Point2：保持上身直立。

Step1 _____

右脚单膝跪立于地面，双手叉腰。

Step2 _____

手臂高举过头，双手掌交叠握拳。上举的同时，将
髋部向后旋。在动作的末端停顿几秒，然后回复至
起始位置。重复数次，换边进行。

腰臀部热身

08

难度系数：★★

锻炼次数：做1组，每组6次

锻炼效果：可以锻炼大腿与臀部，伸展身体。

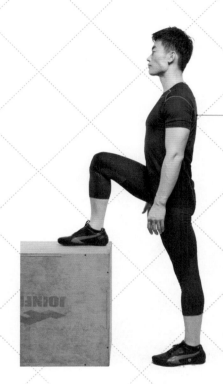

Point1：保持背部挺直。

Point2：保持双臂伸直。

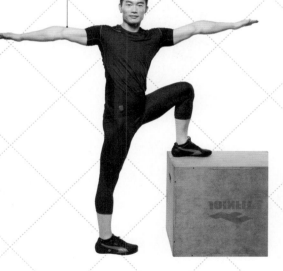

Step1

右脚踩在一个高跳箱或板凳上，左腿伸直。

Step2

保持双脚平贴地面，双手置于身体两侧，双臂张开，然后旋转身体，头部也跟着转动。在动作的末端停顿几秒，然后回复至起始位置。重复数次，换边进行。

09

大腿内侧热身

难度系数：★★★

锻炼次数：做 1 组，每组 6 次

锻炼效果：可以伸展大腿内侧，使身体变得更灵活。

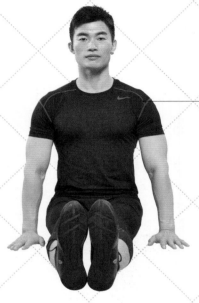

Point：不要弯腰驼背，保持背部挺直。

Step1

取坐姿，双腿并拢伸直，双手放于身体两侧，背部挺直。

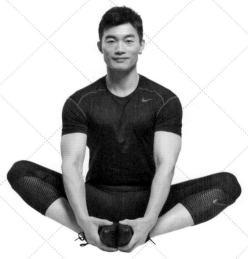

Step2

双腿屈膝，将两脚掌相对并靠近身体，双手握紧脚掌，确保其紧紧相对。将双膝缓慢地向地板靠近，当到达极限时，维持姿势几秒钟，然后回复至起始位置。

大腿后侧热身

10

难度系数：★★★

锻炼次数：做 1 组，每组 6 次

锻炼效果：可以伸展大腿后侧，使身体变得更灵活。

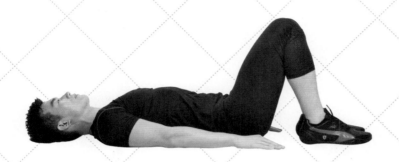

Step1 _____

平躺于地面上，双腿屈膝，脚后跟靠近臀部，双手放于身体两侧，掌心向下。

Step2 _____

将一条腿抬起，双手扶住小腿部，保持腿部伸直，将腿尽量朝身体方向拉伸，直至极限。换另一条腿练习。

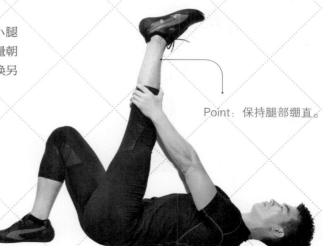

Point：保持腿部绷直。

11

大腿前侧热身

难度系数： ★ ★ ★

锻炼次数： 做 1 组，每组 6 次

锻炼效果： 可以伸展大腿前侧，使身体不再僵硬。

Point1：保持背部挺直。

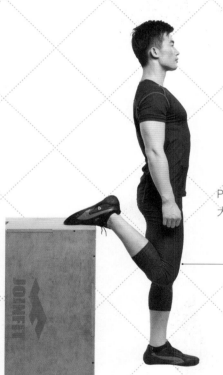

Point2：保持两侧
大腿平行。

Step1

背对高跳箱站立，身体保持直立，
双手放于身体两侧。

Step2

将右脚背置于高跳箱表面，微微地将髋部向后倾斜，
感受右大腿前侧的股四头肌被拉扯。维持此姿势几
秒，放松，然后换边进行。

12

小腿热身

难度系数：★★

锻炼次数：做 1 组，每组 6 次

锻炼效果：可以伸展小腿，使身体变得更灵活。

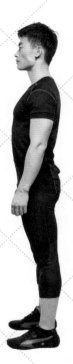

Step1_____

取站姿于墙前约一大步的位置，双脚站立，与髋同宽。

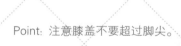

Point: 注意膝盖不要超过脚尖。

Step2_____

将右腿向前跨，呈屈膝姿势，感觉左小腿肌群被拉扯到。换边进行右小腿的伸展。

辅助有氧运动，
加速脂肪燃烧

经过了前面大约10分钟的热身，你的肌肉已经基本上被激活了，每一根神经都处于兴奋状态，每一个细胞都蓄势待发。此时，如果能搭配一些有氧运动，比如慢跑、跳绳、爬楼梯等，能更好地改善你的心肺功能，更强地支持你进行之后的力量训练，大大提高热量消耗能力，加速脂肪的燃烧。

慢跑

慢跑是一种中等强度的有氧运动，在家锻炼的小伙伴们可以围着公园慢跑十几分钟，去健身房锻炼的朋友可以在跑步机上慢跑，直到身体微微出汗即可。慢跑能促进心率的提高，刺激呼吸的频率，增加血流量和帮助运送营养物质给肌肉，同时帮助提高肌肉的温度。在力量训练之前，加入慢跑这一环节，能更有效地激活身体的肌肉，防止训练中出现关节损伤。慢跑前，要穿上一双合脚的跑鞋，在家的朋友要尽量选择平坦的路面进行。跑步时要注意姿势的正确性。先以脚跟着地，再过渡到全脚掌着地，自然摆动双臂，全身肌肉保持放松，呼吸要缓慢而深长，速度不要太快。

TIPS:

1.在跑步机上跑时，要避免对膝盖造成很大的冲击。

2.在家慢跑时，不要快跑或冲刺，膝盖不要抬得太高。

跳绳

跳绳，大家肯定对它不陌生吧。这是一项极好的有氧运动，能有效训练机体的反应能力和耐力。如果将跳绳当成健身前的热身运动，也非常不错噢。跳绳所需的场地不大，只需一条绳子、一套舒适的衣服及一双运动鞋就可以开始了。

跳绳能增强人体心血管、呼吸系统的功能，很好地锻炼运动耐力。在正式训练之前，进行几分钟的跳绳运动，能更好地活动身体各个部位，避免出现运动损伤。

跳绳前，最好活动一下全身，尤其是肩膀、手臂、手腕、脚踝等。跳绳时，先将绳置于脚后跟处，由后向前跳，脚掌落地后，改为上下弹跳。跳绳中应保持膝部弯曲，臀部放松，每次落点、节拍要安稳同等。

TIPS：

1.跳绳的地面一定要平坦，最好铺上软垫。

2.跳绳前应对脚、腿、手腕等进行热身活动，跳绳后再做一些放松活动。

3.跳绳时，配合呼吸，用力时呼气，还原时吸气。

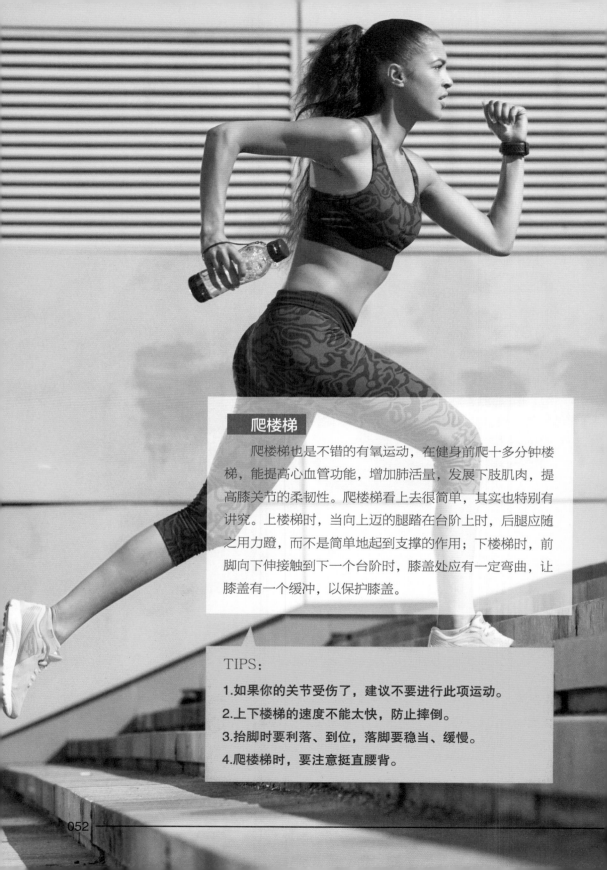

爬楼梯

爬楼梯也是不错的有氧运动，在健身前爬十多分钟楼梯，能提高心血管功能，增加肺活量，发展下肢肌肉，提高膝关节的柔韧性。爬楼梯看上去很简单，其实也特别有讲究。上楼梯时，当向上迈的腿踏在台阶上时，后腿应随之用力蹬，而不是简单地起到支撑的作用；下楼梯时，前脚向下伸接触到下一个台阶时，膝盖处应有一定弯曲，让膝盖有一个缓冲，以保护膝盖。

TIPS：

1.如果你的关节受伤了，建议不要进行此项运动。

2.上下楼梯的速度不能太快，防止摔倒。

3.抬脚时要利落、到位，落脚要稳当、缓慢。

4.爬楼梯时，要注意挺直腰背。

练后拉伸，
减轻肌肉的酸痛感

我们不仅要在锻炼前做热身运动，练习后的拉伸与放松也必不可少。

如果说，练习前的热身运动是"预热"，那练习后的拉伸与放松就是"保养"了。

很多时候，我们在健身的第二天就发现自己全身肌肉酸痛，感觉非常累，甚至怀疑自己是不是受伤了。事实上，这种情况叫作"延迟性肌肉酸痛"，是锻炼后产生的自然生理反应。

在健身期间，我们身上的肌肉得到良性刺激，肌肉在外力的作用下逐渐被拉长，造成肌肉纤维轻微损伤，就会产生疼痛的感觉。

肌肉纤维轻微损伤？听起来是不是有点可怕呢？事实上，这是一种良性的肌纤维受损。要知道，肌肉并不是在锻炼时长出来的，而是通过锻炼，破坏身上的肌肉纤维，然后在肌肉恢复过程中，原本的肌肉纤维会慢慢变大，肌肉才开始生长的。

但是如果长期健身，身体渐渐适应锻炼的方式和强度，就很难破坏身体肌肉纤维，也就达不到酸痛的强度了。

虽然延迟性肌肉酸痛是一种良性的疼痛，但还是很难受，很多人就是因为忍受不了健身后的肌肉酸痛，从而放弃健身的。事实上，在健身后进行拉伸运动，可以有效消除运动后肌肉紧绷感，减轻延迟性肌肉酸痛，加速乳酸等废物的排出。

让我们一起活动起来，放松我们的身体吧！

· 健身教练推荐计划

锻炼功效

　　把身体调整到一个最佳的状态，帮助你修复肌肉，巩固肌肉的记忆，重塑骨骼，促进体内细胞更新代谢。

锻炼方法

针对性地对肩部、手臂、腰背、膝盖等进行拉伸。

锻炼强度

每次运动结束后做1~2组，每组2~4次。

器材选择

无。

推荐动作

拉伸。

拉伸动作示范 **01**

拉伸胸部

难度系数： ★

锻炼次数： 做6组，每组6次

锻炼效果： 可以彻底放松胸部肌肉，缓解酸痛。

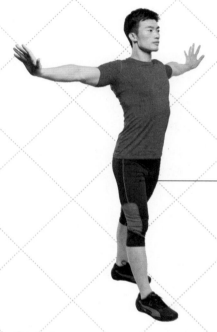

Point：腿部要保持伸直，不能弯曲。

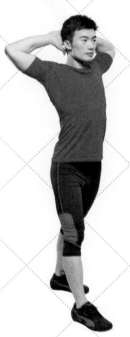

Step1_____

双脚前后跨步站立，双手打开，活动肩关节。

Step2_____

双脚前后站立保持不变，双手抱头，双臂尽量向后伸展。

02 拉伸腰背部

难度系数：★

锻炼次数：做 1~2 组，每组 4 次

锻炼效果：放松腰部、背部肌肉，消除疲劳感。

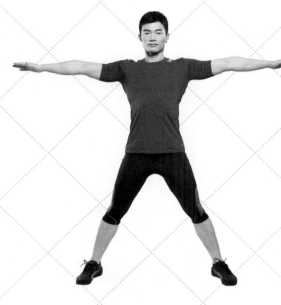

Step1 _____

双脚大跨步分立，双手手臂打开，向两侧水平伸展。

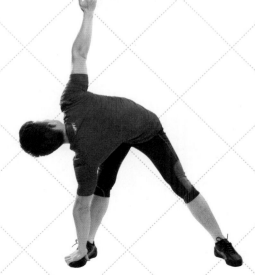

Step2 _____

弯腰，左手抓住右脚脚面，右手手臂上举，头部看向右手指尖。身体回复至初始姿势，然后弯腰，右手抓住左脚脚面，左手手臂上举，头部看向左手指尖。

03

拉伸大腿后侧 1

难度系数：★★

锻炼次数：做 6 组，每组 6 次

锻炼效果：拉伸腿部韧带，让肌肉充分放松，增强肌肉延展性。

Point1：背部保持挺直。

Step1_____

站立，左腿在前，伸直，脚后跟着地，右腿在后，微微屈膝，弯腰，双手重叠放在左腿膝关节处。

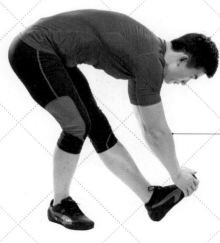

Point2：注意保持身体平衡，以防摔倒。

Step2_____

身体继续往下压，直至双手抱住左脚脚尖，感受腿部韧带的拉伸。

拉伸大腿后侧 2

04

难度系数：★ ★ ★

锻炼次数：做 6 组，每组 6 次

锻炼效果：拉伸大腿后侧的韧带，充分使紧张的肌肉放松下来。

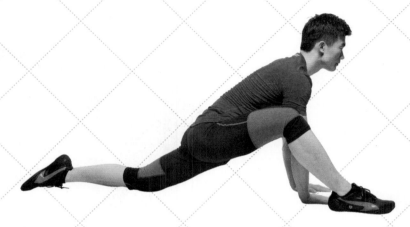

Step1 _____

双腿屈膝着地，右腿向前跨出一大步，左腿尽量向后伸展，双手掌撑地。

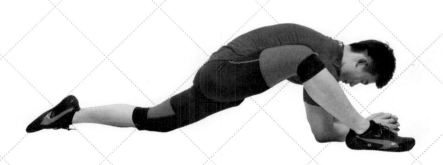

Step2 _____

双手肘撑地，使身体往下压，感受大腿后侧肌肉的拉伸。

05

拉伸大腿内侧

难度系数： ★★

锻炼次数： 做 6 组，每组 6 次

锻炼效果： 伸展膝盖周边的肌肉，调整身体线条。

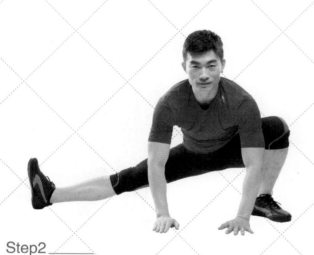

Point：腿部要保持伸直。

Step1 _____

左腿向身体一侧迈出一大步，身体保持挺直，
臀部向后降低，右腿伸直，保持 10 秒。

Step2 _____

继续屈左膝，将臀部往下压，双手在身体正前方支撑，掌心朝下，使右腿伸直，右腿脚后跟着地，
保持 10 秒。换另一边练习。

拉伸手腕

06

难度系数：★ ★ ★

锻炼次数：做 6 组，每组 6 次

锻炼效果：充分活动腕关节，加强其灵活性。

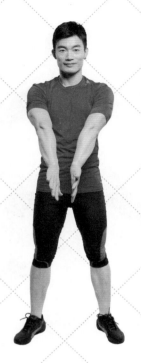

Step1 _____

身体直立，双腿打开至与肩同宽，双臂放于身体前方伸直，手背相对，手肘朝外侧。

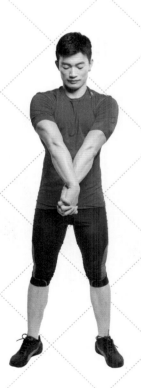

Step2 _____

双手掌交叉重叠抱拳，保持两手肘朝向外侧。将双手掌往内侧翻转，直至手肘朝下，感受手腕肌肉的拉伸感。

07 拉伸手臂外侧

难度系数：★★

锻炼次数：做6组，每组6次

锻炼效果：拉伸手臂外侧的肌肉，增强手臂的柔韧性。

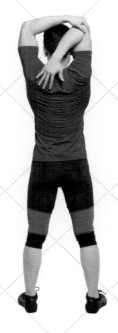

Step _____

身体直立，双腿打开与肩同宽，右手举起，使右手掌固定在身体后侧肩膀处，右手肘垂直于地面，然后举起左手，固定在右手肘处，保持两手臂在同一个平面，感觉手臂外侧肌肉的拉伸。

08 拉伸大腿前侧

难度系数：★★★

锻炼次数：做6组，每组6次

锻炼效果：有效锻炼大腿前侧的肌肉，使其柔韧性和灵活性更强。

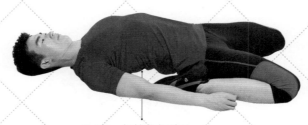

Point：保持背部贴地。

Step _____

双腿屈膝着地，上半身保持挺直，双手放于身体两侧。将双腿膝盖向两侧打开，使臀部坐在地面上，然后将身体慢慢向后压，直至背部和头部完全贴地，保持几秒，感受大腿前侧肌肉的拉伸。

拉伸小腿

09

难度系数：★ ★ ★

锻炼次数：做6组，每组6次

锻炼效果：可以很好地拉伸小腿的肌肉，舒缓肌肉的紧张和疲劳。

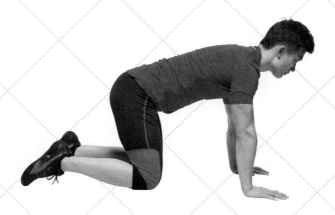

Step1_____

双腿屈膝着地，双手掌撑地，使身体保持爬行的姿势。

Step2_____

慢慢伸直双腿和双臂，将臀部和髋部往上顶，直至身体呈"V"字形，保持此姿势5~10秒。

Point：双腿尽量伸直。———

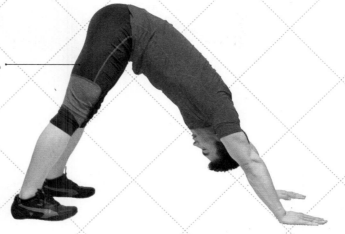

拉伸臀部

10

难度系数：★★

锻炼次数：做 6 组，每组 6 次

锻炼效果：可以加强臀部肌肉的锻炼，将其充分放松。

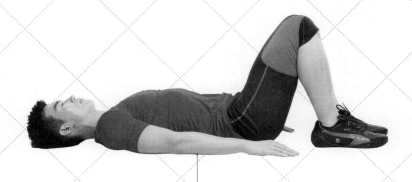

Point：背部始终保持贴地。

Step1

身体仰卧在地面上，双腿屈膝，双手放于身体两侧。

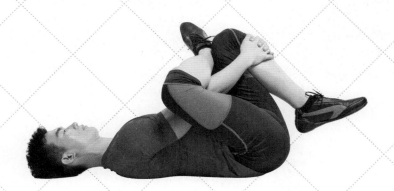

Step2

抬起右腿，将其搭在左腿膝盖上。同时，双手穿过缝隙抱住左小腿，并用力抬起左腿，感受臀部肌肉的拉伸。

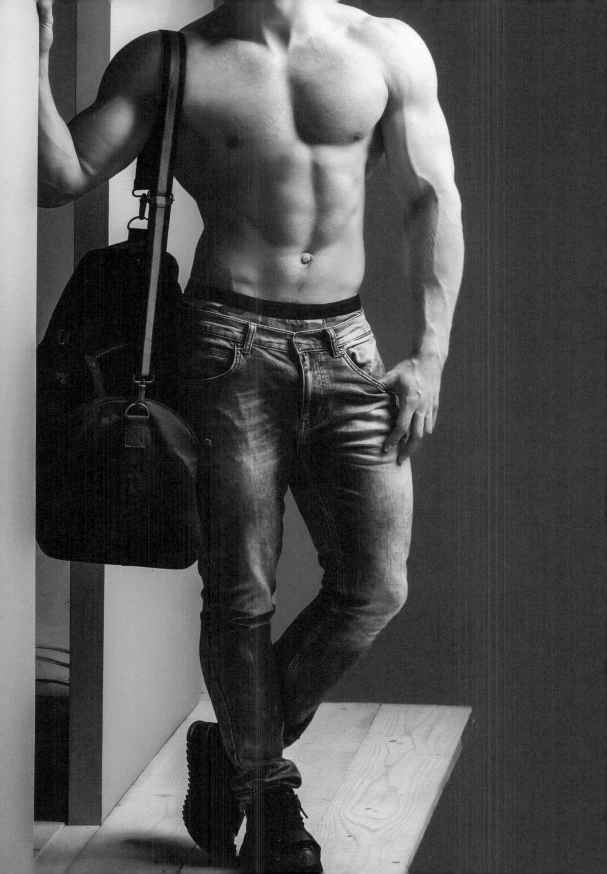

3

快速减脂，
HIIT 高强度间歇训练

工作太忙，没有时间健身？慢跑 1 小时太耗费体力，坚持不下来？……这些你还在用来当成不健身的借口吗？

选择 HIIT，进行 1 分钟高低强度间歇训练，能让你随时随地快速瘦身和增肌，赶紧来试试吧！

全球热推的
高效能减脂训练法

　　"每次运动都要花上大半天，我根本没这么多时间啊。"

　　"运动太累了，我坚持不了那么久。"

　　"锻炼了一个星期，也没啥效果，还是算了吧。"

　　看吧，看吧，这些又被你拿来当成不运动的借口了。

　　其实，仔细想想：如果朋友约你去跑步，你得准备专门的跑鞋和衣服吧，还要带上水和毛巾，可能还少不了计时器、心率表、MP3吧，这前前后后至少要花半小时；开跑前，你还要花几分钟热身；然后，才正式开始1~2小时的连续跑。再算上路上耽搁的时间的话，整个过程要花2小时甚至更多的时间。你平时都要上班，下班回到家也该七点多了，跑完步回来也应该九点多了，这大把的时间都花在跑步上了，你能长期坚持吗？

　　当然，很多人都不能坚持，"没有足够的时间"也就成了不运动最好的理由。

　　也许，大家都在想：有没有一种既省时又有效的锻炼方式呢？

　　恭喜你了，现在确实有一种高效省时的锻炼方法——HIIT（high-intensity interval training），即高效能间歇训练法。

　　HIIT，你可能听说过或关注过这个名词吧，它是经过科学验证的非常严谨的方法，BBC 还曾拍过专门的纪录片。近几年，HIIT 已经成为世界上最受瞩目的减脂塑身运动理论，甚至成为一种先进的高端健身方法的代名词，有很多人尝试，并且反映减肥效果很不错。

那么，什么是HIIT 呢?

简单来说，HIIT 就是高强度运动与低强度运动间歇交替进行的锻炼方式，能让你在短时间内实现高效燃脂和健身。

如果时间不够，1小时的长跑无法坚持的话，那么可以尝试200米冲刺。你可以先进行热身慢跑5分钟，拉伸5分钟，然后进行200米冲刺，再慢跑100米，再接着冲刺200米，再慢跑100米，也就是快跑一会儿，再慢跑一会儿，交替进行，这样不会太累，容易坚持，而且燃脂效果很可观。坚持一段时间，你会惊奇地发现自己瘦了。可是，如果没有经过一段时间的跑步训练，就贸然进行冲刺跑，容易受伤，建议大家循序渐进，等跑到一定程度时，再尝试HIIT 跑。

如果你喜欢去健身房锻炼，也不用发愁，也能进行HIIT 训练。建议你先进行5分钟的热身活动，然后快速深蹲15次，间歇10秒，再屈腿硬拉15次，间歇10秒。以此重复下去，强度较大，虽然和跑步相比更容易让你疲劳，但是能同时增肌和减脂。不过，如果你是健身新手，在心肺功能和肌肉耐力不太强大时，建议进行一定时间的有氧训练和力量训练后再来尝试这种方法。

那么，为什么短时间的高强度训练也可以有如此明显的瘦身效果呢？

从上面的定义我们可以看出，HIIT 有两个特点：一是高强度，一是间歇。

什么是高强度和间歇呢？

比如，你在50米短跑中，咬紧牙关、拼尽全力冲刺时，耗氧量大于6METs（METs 为耗氧量的计量单位），而且心率达到70%~85%时，需要深呼吸、快速呼吸来维持机体需要，不到几分钟就出汗了，如果达到这种情况就是高强度。而间歇，是指你在两次高强度运动之间用来喘气的时间。

这种间歇性高强度训练，不仅能提高运动的忍耐力，更容易让人坚持，也可以更好地刺激和锻炼到你的肌肉，并促进对增肌减脂有重要意义的生长激素的分泌，不仅可以让减脂效果更持久，还可以增强你的基础代谢，增加你的日常消耗，帮你瘦，还能让你产生愉悦感，以轻松的心情投入健身之中。

健身最怕的就是打消念头，无论是因为没有时间，还是一次次的挫败，都会让之前付出的努力白费。如果你无法每天抽出1小时或2小时的时间来运动，那么，选择HIIT吧，做完一次之后，如果觉得容易坚持，你会觉得很开心，自然就会继续做下去。而且，你还会发现：你不会再为自己找借口，也不会觉得枯燥、累，而会乐在其中。这样能让锻炼的时间持续更久，帮助你早日减肥成功。

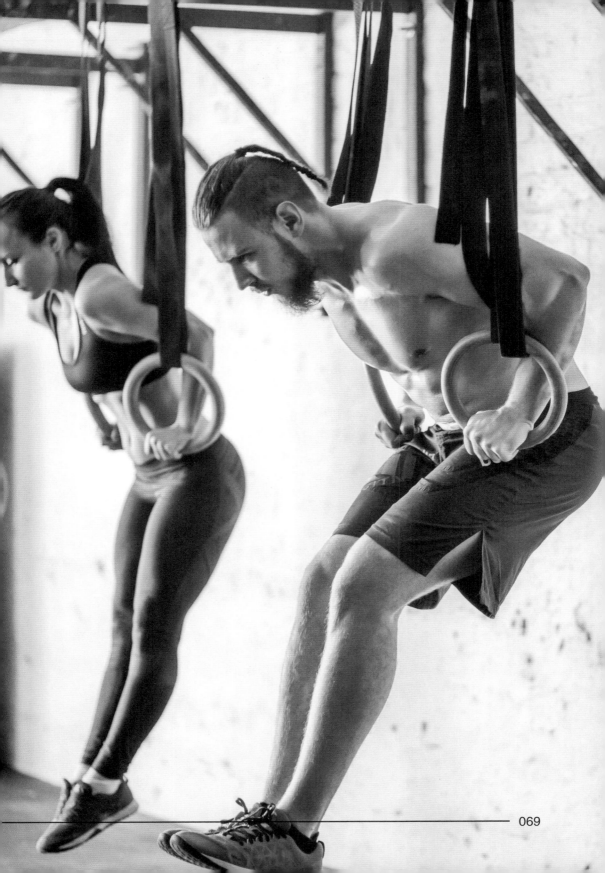

经典 HIIT 训练
——动感单车练习

　　动感单车这词儿，听上去酷酷的，其实，健身效果也不错噢，配合动感的音乐，每天练习半小时，消耗的热量高达1674~2093千焦，可充分锻炼你的四肢、臀部和腿部肌肉，全身80%的肌肉和关节都会同时参与运动，你可以自由控制骑行的速度，通过仪表跟踪观察自己的速度、时间、心率等。

　　练习之前，你首先要调好座位的高度，以自己站在地面、抬起大腿并与地面水平时的高度为标准，这样在骑行的时候，大腿与小腿的夹角不会过小，可以大大减轻膝盖的负担，避免受伤。

　　练习时，要注意骑车的正确姿势，上半身要挺直，微微前倾，双手握住车把，保持收腹，双腿分开，用大腿控制住平衡，方向稍微往外，小腿向下用力踩住脚蹬。保持匀速最好，不要忽慢忽快。一般来说，每天练习15~30分钟即可。

　　如果你是初次练习，建议你首先测试一下自己的体能情况，根据身体的反应来确定锻炼的时间和方法。这项运动要求腿部力量强大，所以最好是先充分锻炼腿部之后，再进行这项训练，否则身体可能会承受不了这种高强度的运动。

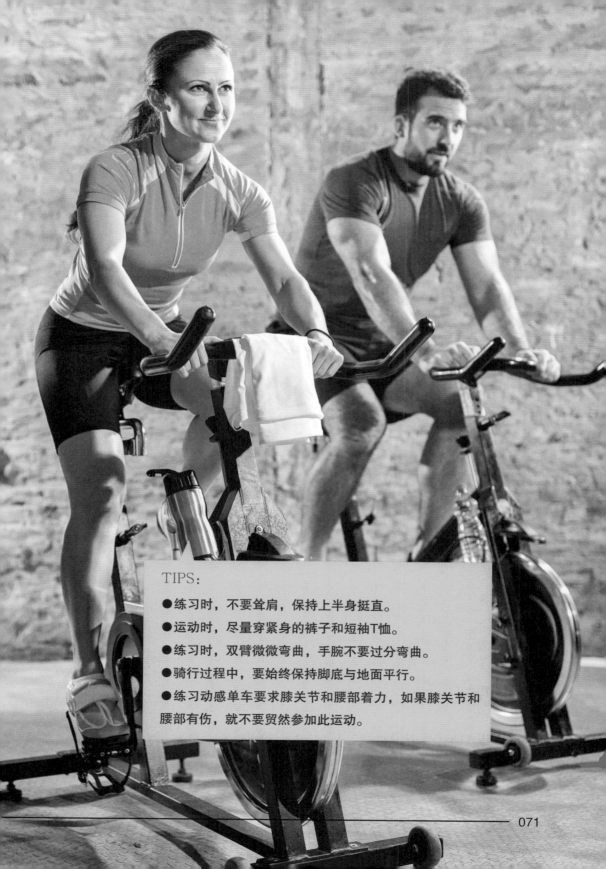

TIPS:

●练习时，不要耸肩，保持上半身挺直。

●运动时，尽量穿紧身的裤子和短袖T恤。

●练习时，双臂微微弯曲，手腕不要过分弯曲。

●骑行过程中，要始终保持脚底与地面平行。

●练习动感单车要求膝关节和腰部着力，如果膝关节和腰部有伤，就不要贸然参加此运动。

定制你的
专属健身目标

"健身，随便练就可以了啊，不需要什么目标。"

"我不胖不瘦啊，要练哪里呢？"

"健身目标不重要，重要的是决心和毅力。"

找到了HIIT这种高效的训练方法，那么接下来要考虑的就是你的健身目标了。有些人可能觉得不需要健身的目标，但是，有目标才会有动力和方向。如果没有一个靶子，是不是会有力无处使呢？所以，在健身前，你首先要想清楚：你健身是为了什么？要达到什么效果？

提到目标，可能很多健身新手脑海里冒出的就是"我想在2个月内减掉25斤，该怎么锻炼呢""我身高172厘米，体重130斤，如何快速练出八块腹肌呢""怎样才能在短时间内练出胸肌呢"等诸如此类的想法。这些固然是你内心最真实的追求，但是很多时候可能会使你陷入误区。

小鹏刚来我这健身时，我问他想要达到什么效果，他一头雾水，完全弄不懂自己健身为的是什么。后来，通过对他进行身体质量指数、体脂率的测试，我发现他体重正常，但是体脂率有点高，于是建议他通过健身来减脂。后来，通过2个月的集中训练，练习俯卧撑、卷腹、哑铃侧平举等动作，不仅他的体脂率有所下降，而且肱二头肌、肱三头肌的线条和轮廓更加分明，腹肌也渐渐练出来了，精力更加充沛，整个人的形象和气质提升了不少，朋友都说他变帅了呢。

不仅仅是小鹏，很多健身新手都会遇到同样的烦恼，而问题就出在大家不了解自己。其实，在回答这个问题前，你得先问问自己：身材怎么样？是胖还是瘦呢？

我们身边的朋友、同事中，总会有那么几个很瘦很瘦、怎么也吃不胖的人吧，其实，他们也有自己的烦恼，他们何尝不想让自己壮起来呢？通过合理地训练撕裂肌纤维，通过足够的饮食摄入给肌纤维修复提供原料，肌纤维超量恢复后，肌肉量就会增加、变大。肌肉量的增加会让体重明显上升，而肌肉维度的肥大会让整个人明显变壮。

如果嫌弃自己体形不好看，那么可以通过健身塑造你的肌肉，来弥补你的各种不足。比如屁股太平，可以深蹲，让屁股翘起来；X形腿则可以通过训练腿部外侧的肌肉来改变。

总之，只有明确了自己的目标，才能开始选择最适合自己的锻炼方式。

·你的健身目标是什么呢？

●**太瘦了**，可以练习俯卧撑，或者借助哑铃、杠铃练习卧推、臂屈伸等动作，持续1~2个月，可以明显强壮你的腹肌、胸肌和手臂肌群，达到增肌增重的效果。

●**太胖了**，体脂率较高，可以练习深蹲跳、平板支撑，或者借助一些小器械消耗多余的脂肪，再搭配高强度的HIIT，减脂效果会更佳。坚持1个多月，你会发现自己体重减轻、赘肉变少了。

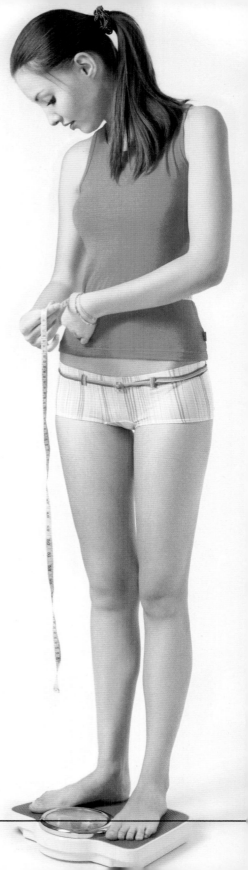

●**身形不好看**，也可以通过健身来塑形，推荐大家练习深蹲、俯卧撑、引体向上等自重动作，并配合弹力带、哑铃、瑜伽球等小器械来加大练习力度，一般1~2个月就会看到身体各部位的比例更加匀称，屁股更翘，胸更挺拔，腿形更加好看。

●**如果不想要肌肉**，只想要更强大的力量，选择爆发力的训练比较合适，比如引体向上、短跑、快速卧举、深蹲等。每次做力量训练之前，要充分热身；结束后要放松，否则肌肉容易成块。坚持练习1~2个月，你的肌肉力量会更加强大。

●**如果你不胖不瘦**，不追求肌肉的线条，只想让身体更年轻、更柔韧、更有活力，也不是问题，瑜伽、体操等都非常适合你，坚持练习1个多月，能让你的身体更加柔软。

科学安排
每次健身顺序

目标定下来了，接下来是不是可以马上投入到训练中去了呢？并不是的。进入训练之前，先得热身。等到身体适应运动的感觉之后，才能循序渐进地开始训练。对于第一次健身的你来说，正式训练的过程很有讲究，方向和顺序正确，效果才会更明显。训练结束后，不要忘记对肌肉进行放松。

Step1：热身

即使没有真正的健身经历，但是你周末会去跑步或者打打球吧，在运动之前，你肯定会稍微活动一下，热热身吧。

没错，健身也是从热身开始的。

热身运动也叫准备活动，是指在正式健身运动之前，采用短时间、低强度的动作，刺激身体从平静状态进入运动状态，提高体温和心率，让接下来的健身运动所需要的肌肉群先进行收缩活动，从而促进血液循环，调节呼吸系统功能，帮助身体的各个系统（如心脑血管系统、神经系统、呼吸系统及骨骼关节系统等）逐步适应即将进行的剧烈运动，用以避免运动伤害的发生。

在正式训练之前，我们应该让身体动起来。热身时，我们应该充分活动全身各个部分，包括身体各部分肌肉群以及各部分关节。较好的热身方式是拉伸和做热身操，比如左右转身、弯腰抬腿、侧压腿、肩部伸展等。这些运动可以充分拉伸身体各部分的关节和肌肉。另外，深呼吸、变速跑、向上跳起、高抬腿、踢腿、甩手等，都能够帮助自己热身。

热身运动完成之后，我们就可以正式开始健身了。

Step2：正式训练

热身做完了，健身又该从哪里开始呢？

总不能一上来就练习重器械吧，或者第一天深蹲，第二天硬拉，第三天卧推，这样无限循环下去。

我建议毫无健身经验的你不要盲目追求强度和速度，刚开始训练强度低一点，做好热身，降低受伤概率；做好训练重量、内容、组数的记录，用来调整重量和动作安排。

此外，还要注重手臂的训练，有时候手臂的力量会成为其他训练动作重量提升的重要因素。没把握的动作不要轻易增加重量，以免造成不必要的伤害。

当有了一定的基础之后，你就应该有一个相对明确的健身顺序了，包括强度顺序、动作顺序和肌肉训练顺序。

1.强度顺序

健身新手基础力量相对薄弱，所以在进行力量训练时，要量力而行，循序渐进。比如，你可以先拿出两周的时间练习无重量的深蹲和一些器材的最低重量的训练，感受发力部位和锻炼的感觉，再配合适当的有氧运动，比如跑步、游泳，或者HIIT动作。当你的身体适应了运动的模式以后，再开始逐渐增加重量。

此时，最好从爆发性的力量训练开始，比如深蹲、俯卧撑、硬拉、引体向上等，综合刺激肌群增长；然后再进行小重量的针对训练，更好地塑造细节部位；当你的小肌群和核心肌群已经训练得比较充分和力竭时，可以对目标肌群进行训练，但量不宜过大，以免受伤。

2.动作顺序

力量训练最好先练复合性、多关节参与的综合动作，再练习孤立刺激、单关节参与的针对动作。这个很好理解，像高翻、深蹲、硬拉、引体向上这种全身参与的动作，要求更多的目标大肌群参与，力量更大，自然需要较高的注意力去控制动作，而且它会均匀发展所涉及的所有肌肉，不偏不倚，整体协调流程，建议大家在全身状态最好的时候率先进行。做完综合动作之后，再针对薄弱环节的重点部位孤立练习，能达到更好的增肌减脂的目的。

3.肌肉训练顺序

力量训练中，最好先练习大肌群，后练习小肌群。大肌群主要是指胸部、背部、腿部、臀部等肌群，而相比之下，肱二头肌、肱三头肌、肩部肌群等就是小肌群了。

那么，为什么要先练习大肌群，后练习小肌群呢？

其实，大家可以想想：如果我们先做哑铃弯举，先把肱二头肌等小肌群练疲劳了，然后再做大肌群的力量训练，比如引体向上，那么你就会没有力气了，可能撑不了多久就得趴下了。

而且，小肌群的训练只能局部塑形，无法从整体上有效减脂瘦身。不信的话，你可以回想一下：每天在公司敲打键盘，得多少次啊，手指觉得累吧，有没有瘦呢？可是，如果全身的大肌群都参与跑步1小时，消耗的脂肪比敲打键盘多很多倍吧。

Step3：放松

运动后，不要忘了给疲惫的身体来场放松哦。可以先用泡沫轴来放松肌筋膜，泡沫轴重量轻、富有弹性，可消除肌肉紧张，加强核心肌肉的力量和灵活性，你可以用自身重量和一个圆柱形泡沫轴来做自我按摩和肌筋膜释放，打破触发点，缓解紧张的筋膜，同时增强血液的流动和软组织循环。放松时，将身体某个部位压在泡沫轴上，来回滚动，体验又酸又爽的滋味，每块肌肉放松3～5分钟即可。

也可试试拉伸运动，可以让肌肉得到充分的伸展，有利于缓解肌肉僵硬，塑造肌肉线条，增强肌肉的柔韧性和延展性，缓解肌肉疲劳，减轻健身后的肌肉酸痛，不但能消除疲劳，还能预防损伤。

还有一个不错的方法是静态牵拉，与动态牵拉刚好相对，动态主要用于热身，而静态主要用于放松，就是把肢体摆放到关节活动的极限处，保持30～60秒，静静地感受肌纤维被拉伸的感觉，可以促使肌肉主动放松，降低神经肌肉系统的兴奋性，体验全身心的放松。

　　不过要以自己能耐受为度，如果不小心拉伤了，应尽快进行相关处理。

　　很多人不知道热身多久才合适，运动后放松又要多长时间。其实，在时间安排上，以 1:2:1为佳。举个例子来说吧，1个小时的训练应该包括15分钟热身、30分钟训练和15分钟放松。当然，运动水平和需求不同的话，这个比例也会变化的，比如极限爆发力或者力量练习，训练时间可能也就30分钟，所以三者是1:1:1的比例。

感受心跳和呼吸，
跟身体对话

　　健身时，你有没有用心聆听过身体里心脏的跳动和呼吸的配合呢？就拿跑步来说吧，不论你是去健身房的跑步机上跑，还是邀几个朋友一起去户外跑，肯定能感受到心跳在加速、呼吸变急促吧。如果你运动时的心率没有达到合适标准，呼吸方式不对，可能达不到理想的健身效果。

·了解你的运动心率

　　运动心率，这个词儿大家可能都听过，但是，你真正了解自己的运动心率吗？运动时，心率为多少最合适呢？

　　运动心率，顾名思义就是你在运动时的心率。其中，心率（heart rate，HR）是指心脏每分钟跳动的次数，是用来描述心动周期的专业术语，也是用来衡量运动强度的一个常见参数。心率可因年龄、性别、健康状况的不同而不同，一般来说，健康成人的正常心率为60~100次/分钟，成年女性的心率比男性的稍快，运动时心率会加快。

　　不论是有氧运动，还是无氧运动，都有一个合适的心率来达到较佳的运动效果。心率过高对身体有害，而心率过低，锻炼效果也不明显。

　　如果想通过心率来知道运动强度，就必须先知道我们的最高心率（HRmax）。

最高心率（普通成年男子）=220－年龄

最高心率（普通成年女子）=226－年龄

比如，一个35岁的男性，通过公式计算，他的最高心率为185。通过公式，你也算出了自己的最大心率吧。那么，我们在日常的健身运动中，应如何用心率来控制运动强度呢？

如果你嫌自己偏胖，想通过运动来减重塑形，那么建议将运动心率控制在最大心率的60%～70%之间。如果你体质不好，为了提高自己的心脏功能，增强体质，可以通过一些中强度的运动，将运动心率控制在最大心率的70%～80%；如果你是运动员，要跑马拉松，那么你的运动心率可能会达到80%～90%，不过如果你是普通人，建议不要冒险尝试这种高强度的运动，否则容易发生悲剧。

对于健身新手来说，建议刚开始尝试低强度的有氧运动，将运动心率控制在最大心率的60%～70%之间，然后再慢慢提高运动强度。不过，建议你不要超过自己的目标心率，即我们锻炼时要控制的心率。

目标心率=（心率储备×心率强度）＋休息心率

上面公式中，休息心率是我们静止时的心率，一般人在70～90之间。心率储备是最高心率减去休息心率。

再拿上面的例子来说，假如他的心率强度定为70%，休息心率为70，那么他的心率储备为115，他的目标心率为150.5。

看完上面介绍的公式，你可能还没弄懂心率到底是什么。其实，还有比较简单的测算方法，比如，你可以在健身后马上测量自己的颈动脉10秒钟内跳动的次数，再乘以6。举个例子来说，我们不运动时测出的10秒内的脉搏为15次，乘以6，心率就是90；运动后，测出的脉搏为27次，心率则为162。

·感受你的呼吸

呼吸是我们的身体时时刻刻都在进行的运动。在健身时，呼吸的深度和节奏会对训练效果产生很大的影响。正确的呼吸节奏不仅能提高运动能力，还能强化减脂的效果；而错误的呼吸方式不仅会让你的训练出现瓶颈，还会带来身体的不适，比如头昏脑涨。

准备活动

健身时，准备活动多以跑、跳、拉伸、游戏等为主，这些活动多是周期性的，呼吸要高度配合，有节奏，比如弓步压腿，压腿呼气，上抬吸气。

动作练习

一般来说，健身运动都是由单个动作和成套动作组成。在进行某个动作练习时，应放慢速度，充分让动作和呼吸配合，掌握呼吸节奏的变化。

在成套动作中，应先弄清各个动作连接处的变化及其与呼吸的配合，再进行练习。必要时可以放慢动作连接处的练习速度，然后随技术的掌握程度，逐渐提高动作速度，最终达到呼吸与动作配合的自动化。

练习时，应随着动作的进行，随时给予自我提示，如平卧推举上举时提示"呼气"，还原时提示"吸气"。这样，你就会随着自己的语言提示，进行呼吸与动作的配合，使动作更加准确、到位。

周期性的健身运动

周期性的健身运动的呼吸方法要求有高度的节奏配合。

比如说跑步，从起跑开始就要注意呼吸，以减少氧气的消耗，推迟运动极点的出现。

实践证明，两步一吸、两步一呼的呼吸节奏既能快速吸入所需要的氧气，又能保持必要的呼吸深度。一步一吸、一步一呼，呼吸频率较快，易造成呼吸肌疲劳；三步一吸、三步一呼，过于缓慢，不利于保持体力。出现极点时，呼吸频率加快，但呼吸较浅，这时人们往往只注意吸气，却忽视了呼气，这时应当缓慢均匀地深吸气，深长有力地呼气，减少呼吸次数，尽量多地排出体内的废气。

力量型运动

发展肌肉的很多力量型动作也属于周期性动作结构。不论是否使用器械，都应重视呼吸与动作的配合。

例如，在做仰卧起坐时，如果机械地在仰卧时完成整个吸气过程，则不利于动作完成。应该在向后仰卧的时候吸气，在肩背部触垫的瞬间屏气收腹，上体抬起至腹部有胀感时快速呼气。此外，深蹲练习时，下蹲时吸气，站起呈准备姿势时呼气。

整理活动

在剧烈的力量训练之后，心脏和血液循环系统的工作活性会逐渐下降，机体需要一定的时间才能恢复正常，因此这时的呼吸应以缓慢舒长为主。在负荷较大的训练后，牵拉练习是主要的方式：牵拉时，深吸一口气；保持牵拉姿势时，慢慢呼气。

练习中的正确呼吸方法

发力时，吸气；肌肉放松或还原时，呼气。吸气时用鼻，呼气时用嘴。呼吸要自然彻底，不能时快时慢、时续时停，吸气要充分吸入氧气，呼气应将气尽量呼出。当采用较重的重量时（如深蹲、卧推、硬拉），或当力竭的最后，一两次呼吸比较急促时，可采用张口闭齿的吸气方法，或采用鼻吸、嘴呼的连续深呼吸方法，以增大肺活量。在持器械练习时，放下器械时，吸气；举起器械时，呼气。

核心肌肉和
辅助肌肉的训练

不知道大家对核心肌群和小肌群了解多少呢。举个简单的例子来说吧，很多人都想通过俯卧撑，练出坚挺厚实的胸肌，在这里，胸肌就是核心肌群，而练习胸肌时还会带动胸大肌、肱三头肌、三角肌前束等肌肉的练习，这些就是小肌群了。

核心肌肉的训练

具体说来，核心肌群是指位于腰、盆骨、髋关节的29块肌群，包括腹直肌、腹横肌、腹斜肌、背肌、下背肌、竖直肌、骨盆底肌，以及髋关节周围的臀肌、旋髋肌和股后肌群等。这些肌肉在人体运动中起着传导力量、发力减力等作用，也是人体在移动过程中保持平衡的重要肌群。

核心肌群的锻炼几乎是所有运动的重心，无论你看上去多么强壮，如果核心肌群薄弱的话，那终究只是个空架子。如果核心肌群没锻炼好，其他部位再怎么练，整个人都会出现坐不正、站不直等情况。

我们常见的硬拉、深蹲、俯卧撑、倒立撑、引体向上、仰卧起坐、悬垂举腿等运动，都能很好地锻炼到核心肌群，加强核心肌群的耐力，帮助核心肌群更有力地支撑上半身，从而矫正姿势不正。此外，其还可以帮助减少脂肪的囤积，让你轻松瘦下来。

身体很多部位的肌肉都是相连的，很多大肌群的训练动作会带动某个小肌群的训练，比如练习胸肌时，就会带动练习三头肌。在训练时，建议大家先从核心肌群开始，试想，如果你先练习三头肌，等三头肌乏力时，再来练习胸肌，效果一定会大打折扣。

当然，也不要同时训练两个大肌群，因为大肌群的训练需要消耗更多的能量，肌肉因训练强度过大也容易处于萎靡的状态，不利于接下来的训练。比较合适的训练方法应该是，分开训练大肌群，在训练某个大肌群时，适当加入一些小肌群的训练，这样才能达到最佳的健身效果。

身体姿势的稳定性训练。在对核心肌群进行训练时，应从不借助任何器械的单人力量练习开始，加强身体姿势的稳定性，体会核心肌群的力量，并有效地控制身体。通过一段时间的练习，如果感觉掌握了姿势的稳定性，可以尝试利用一些简单的器械辅助练习，比如平衡球、弹力绳、瑞士球等，能有效动员深层肌肉参与运动，使身体始终保持正确的运动姿态。

非平衡性力量训练。当你掌握了自身姿势的稳定性，就该逐渐增加难度了。利用泡沫轴、平衡盘、摆动板等不固定的器械，通过健身者自身的控制，可以帮助训练到大肌群的平衡性和控制力。常见的核心肌群的训练方法有卷腹、平板支撑、俯卧两头起、平衡垫站立等。在这里，介绍两种核心肌群的训练方法。

核心肌群训练方法

平衡垫站立

锻炼效果： 充分锻炼核心肌群的稳定性和平衡性。

动作要领： 单腿站立在平衡垫上，保持身体稳定，
也可闭上双眼，充分感受身体的稳定性和平衡性。

贴心提示： 在利用平衡垫进行训练时，最好赤脚，
不要穿鞋踩在垫子上。

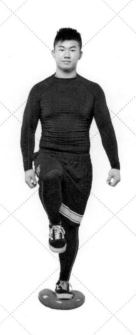

滑冰步

锻炼效果： 加强臀部和髋部肌群的稳定性。

动作要领： 单腿站立，屈膝，身体往前倾，另一条腿往后抬起，手臂一前一后，做出滑冰的姿势。
如果想增加难度，可以站在弯曲不平的表面上。

贴心提示： 要注意保持身体的平衡性。

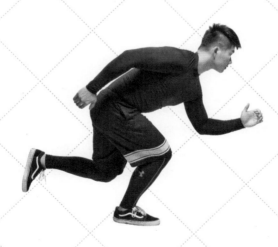

肌肉群的辅助练习

在运动中，我们或多或少会出现身体损伤，比如肩部拉伤、膝关节韧带拉伤、踝关节扭伤等，尤其是手腕、手肘、肩部和膝盖，很多大运动量、高强度的训练都容易造成不同程度的伤痛。因此，除了核心肌肉的训练外，我们还要针对一些重要的小肌肉群进行辅助训练，比如手臂、手腕、脚踝、小腿、大腿等。常用的小肌群锻炼方法有很多，比如原地小步跑、深蹲、蛙跳、俯卧撑等，都能很好地锻炼到小腿、脚踝、大腿等部位的小肌群。这里主要介绍两种练习小肌群的训练动作。

原地小步跑

锻炼效果： 增强踝关节的支撑力量，加快摆臂的动作。

动作要领： 站立，膝盖微微弯曲，在原地轻轻抬起右腿脚踝，把身体重心移到左腿，然后右腿脚踝自然回落，抬起左腿脚踝。

贴心提示： 每组 60 次，重复 3 组，其要点是一组比一组的频率快。

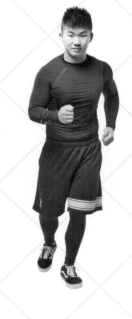

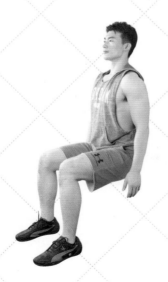

靠墙蹲

锻炼效果： 养护膝关节周边的肌肉，对韧带的损伤有康复作用。

动作要领： 背靠墙，保持深蹲姿势，每次做到肌肉发热发颤时，休息一下再进行下一组。

贴心提示： 连续静蹲 3 组，每组坚持 8~10 分钟。确保背部直立贴在墙面上。

小器械助你
塑形更轻松

　　你是不是也有同样的烦恼和担忧呢？你是不是还在抱怨没有场地、没有器材、没钱办健身卡、没时间健身呢？

　　其实，即使不去健身房、不办健身卡，只要你想健身，通过一些小器械，在家就可以随时练，完全不用特地安排健身的时间，想健身就健身。下面，我们一起来看看轻便、实用的健身小器械吧。

一、弹力绳、弹力带

　　弹力绳和弹力带是大家健身时用的比较多的小器械，主要由天然乳胶制成，富有弹性，可以有效改善肌力和身体活动能力，提高灵活性，有效避免训练时造成其他部位损伤。

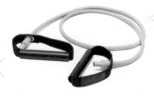

特点：

1.便于携带，可随时随地展开锻炼。

2.可将训练时关节承受的压力降至最低。

3.有不同的阻力级别，可以适应不同的健身需求。

贴心提示：

1.如果力量不够，可以双脚并拢，以减少阻力。

2.下蹲过程中腹部始终要保持收紧状态，以保护腰椎，避免拉伤。

二、哑铃

　　哑铃主要用于增强肌肉的力量，材料主要为铸铁。坚持练习哑铃，可以修饰肌肉线条，增强肌肉耐力，使肌肉结实，强壮肌纤维，增强肌力，还能锻炼上肢肌肉及腰腹部肌肉。

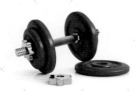

特点：

1.哑铃有不同的重量，可以满足不同健身者的要求。

2.能充分锻炼手臂、肩部、背部、腰腹部的肌肉。

贴心提示：

保持循序渐进的原则，给身体一个适应过程，同时防止受伤。

三、泡沫轴

　　泡沫轴又叫瑜伽柱，把需要放松的部位压在轴上，用体重施加压力，缓缓滚动泡沫轴，使僵硬的肌肉和筋膜变柔软，可缓解肌肉紧张感，增加血液的流动和软组织循环，促进身体恢复，预防运动损伤。

特点：

1.泡沫轴重量轻，富有弹性，便于携带和使用。

2.泡沫轴可以很好地放松身体各个部位的肌肉，而且是主动运动下的放松，比被动按摩的效果要好很多。

贴心提示：

1.泡沫轴使用一段时间后，会出现变形的情况，要注意泡沫轴的状态，如果变形应及时更换新的。

2.不要将泡沫轴直接放在骨头或关节下，应放在软组织下。

四、瑜伽垫

　　瑜伽垫即练习瑜伽时铺在下面的垫子，表面颗粒均匀，气泡饱满，摸上去软软的，在做俯卧撑、仰卧起坐、自行车卷腹等运动时，可减轻身体与地面接触的疼痛感，避免运动中的意外伤害。

特点：

1.重量轻、体积小，便于携带。

2.质地柔软，富有弹性，防滑效果好。

3.有效阻隔地面寒气，抓地力强。

4.可在垫上做各种瑜伽动作，也可用于户外各种健身运动。

贴心提示：

地面应该平整干净，避免与尖锐、坚硬的物体发生摩擦，以免使垫子表面划伤。不可水洗及泡洗，清洁时使用清水擦洗即可。

五、瑜伽球

　　瑜伽球又叫健身球，具有较强的弹性，如果你是健身初学者，可以先尝试小球练习，便于控制，然后再慢慢换大球练习。配合瑜伽球的一些健身动作，如伸展运动，可以训练胸、腹、背、臀、腿等处的肌肉群，保持身体平衡，改善身体姿势，预防运动损伤。

特点：

1.健身球在锻炼时比较安全，不容易出现损伤。

2.不运动时，可以拿它作为球椅坐。

贴心提示：

1.进行瑜伽球运动时，最好穿紧身的衣服，因为在做运动时，人体时常会和球接触，宽松的衣服容易使动作不灵便。

2.瑜伽球应定时清洗，保证练习时的舒适度。

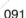

入门者一周健身计划

现在，相信大家已经基本熟悉了训练的方法和过程，可以开始为自己制订一个健身计划了吧。计划一定要符合自己的特点和需要，不能跟风，也不能盲目追求高强度和高速度。

你可以根据以下几点来制定自己的健身方案：

1. 你想练习的部位是哪里？是全身，还是某个部位，比如手臂、胸部、腹部等。

2. 你要达到什么目标？是迷人的胸肌和腹肌，还是健美的体形？

3. 你常做的热身运动是什么？

4. 你最想练习的项目是什么？

5. 你的训练时间怎么安排？每天练多久？练多少组？

6. 训练结束后，你会选择什么方式进行放松？

7. 训练后，你的感受如何？效果如何？

8. 通过训练，有没有什么问题？

如果你刚开始健身，不知道如何制订自己的健身计划，可以参考下面的方案，其中的热身、动作练习、放松活动可以根据自己的实际情况进行变动。

如果你的时间比较充裕，那么可以安排一周进行3~5次训练，主要针对胸部、背部、臀腿等大肌群，做完大肌群的训练之后，可以抽出一点时间针对肩部等小肌群进行训练。

总之，制订健身计划时，要谨记：一份完整、合理的健身计划应该包含热身、动作练习及身体放松三大板块。

　　每个健身爱好者都要学会给自己的身体做训练计划，并且做好相应的训练记录，比如每个训练日不同动作的训练重量、组数以及次数、睡眠时间、每次的训练感受等。随着训练的深入，定时审视自己的健身效果，可通过拍照片、测体脂等方式来审验，及时看到自己的进步，不断鼓励自己。如果效果不是特别理想，可能是训练方法出了问题或者训练强度不够，或者自己没有按照计划来练习，应从训练记录中找出问题，并及时进行调整。

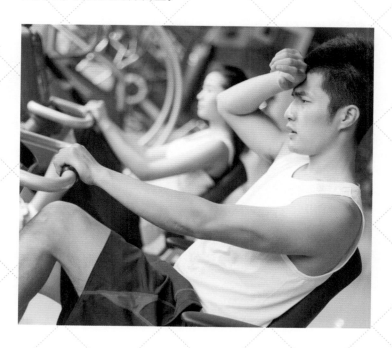

下面，我给大家提供一个锻炼全身各部位的方案做参考：

时间	练习部位	练习方法	练习时间
第一天	手臂	**热身：** 左右转身、腰背部伸展 **动作练习：** 自重动作组：屈膝俯卧撑、抓提重物法 小器械动作组：坐姿旋臂、俯身弯举 专业器械组：弯臂托举、坐姿拉力器背后臂屈伸 **放松：** 全身伸展	**热身：** 约10分钟 **动作练习：** 每个动作练1~4组，每组10~30次，共45分钟 **放松：** 5~10分钟
第二天	肩部	**热身：** 后正压腿、肩部伸展 **动作练习：** 自重动作组：俯身撑地后站起、靠墙倒立 小器械动作组：哑铃推举、皮筋拉举 专业器械组：并握前平举、杠铃窄卧划船 **放松：** 全身伸展	
第三天	背部	**热身：** 腰背部伸展、侧压腿 **动作练习：** 自重动作组：游式挺身、俯卧两头起 小器械动作组：俯卧后扩运动、引身划船 专业器械组：宽卧距引体向上、器械坐姿划船 **放松：** 全身伸展	

时间	练习部位	练习方法	练习时间
第四天	胸部	**热身：** 后正压腿、肩部伸展 **动作练习：** 自重动作组：引体向上、跪式俯卧撑 小器械动作组：弹力带对卧夹胸、哑铃常规飞鸟 专业器械组：上斜杠铃卧推、史密斯卧推 **放松：** 全身伸展	
第五天	腹部	**热身：** 左右转身、腰背部伸展 **动作练习：** 自重动作组：俯卧上仰、仰卧举腿 小器械动作组：屈臂侧卧、俯卧滑轮减腹 专业器械组：站姿滑轮屈伸、杠铃斜板仰卧 **放松：** 全身伸展	**热身：** 约10分钟 **动作练习：** 每个动作练1~4组，每组10~30次，共45分钟 **放松：** 5~10分钟
第六天	臀部、腿部	**热身：** 腰背部伸展、弯腰抬腿 **动作练习：** 自重动作组：站姿前踢腿、俯身双腿交替弯曲 小器械动作组：哑铃常规蹲举、站姿哑铃提踵 专业器械组：杠铃深蹲、坐姿夹腿 **放松：** 全身伸展	
第七天		**休息**	

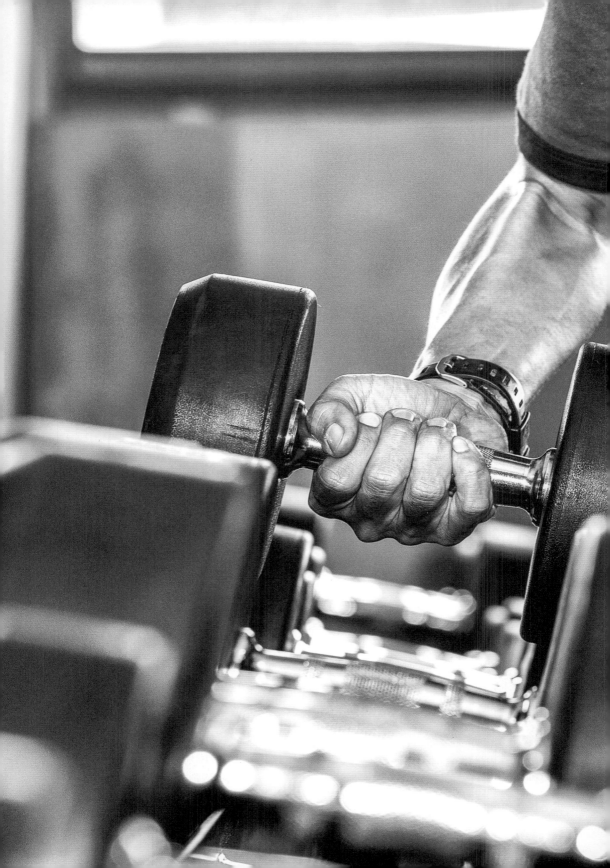

Part

4

局部塑形，
打造完美细节

你身边不乏这样的朋友吧：他们是不是身形健美、肌肉线条分明，臂膀强壮、腹肌性感、腿形修长？羡慕、嫉妒、恨吧，你也想要吗？来健身吧，减掉身体多余的、隐匿的脂肪，蜕变成一个魔力四射、帅气爆棚的年轻帅小伙。

练就结实手臂

　　健美的臂膀，不仅仅是男人力量的象征，也是男人体力强弱的标志。发达而明显的臂部肌肉线条不仅让大家羡慕，让你获得不断的回头率，而且还能给你身边的女性朋友带来满满的安全感噢。可是，走进健身房，大多数男性朋友练的不是胸肌、腹肌，就是大腿、背部这些经常锻炼的部位，往往忽视了对手臂肌肉的锻炼。臂部肌群的肌肉组织数量多且分布复杂，主要由上臂肌群和前臂（小臂）肌群等组成。上臂肌群主要由前群的肱二头肌、肱肌等和后群的肱三头肌、肘肌等组成。肱二头肌位于上臂前面皮下，有一长一短两个头，长头起于肩胛骨的盂上粗隆，短头起于肩胛骨喙突。

　　肱二头肌的功能是弯曲肘部，掌心向上放下前臂，使前臂向前弯起至肩部。肱二头肌虽然较小，但是想要练到一定水平必须进行大运动量的训练，在一定组数内尽量加大负荷，这样才能最有效地增强肱二头肌，使之与其他发达肌群的比例协调。

　　肱三头肌由三块肌束组成，即长头、外侧头和内侧头。肱三头肌位于上臂后面皮下，包括长头、内侧头和外侧头，其中长头是从肩胛骨盂下粗隆开始，内侧头是由肱骨内侧下方开始，外侧头是由肱骨后外侧上方开始。肱三头肌能够使前臂在肘关节处伸展，使肩部内收。

如果手臂肌肉缺乏锻炼，就容易使赘肉悄悄爬上手臂，每天穿衣服时，看着手臂上的赘肉，总恨不得捏掉。手臂肌肉不仅有利于塑造健美的体形，而且能帮我们在运动时提高握力、支撑力及完成各项训练动作的能力，对身体各部位的肌肉力量增长都很有好处的。

　　很多训练动作都需要手臂肌肉的参与才能完美完成。想想：如果手臂肌肉不发达，你怎么能举得起大重量的杠铃呢？所以，在健身时，千万不要忽略对手臂肌肉的训练，拥有强壮的手臂，才能锻造出健美的身材。

健身教练推荐计划

锻炼功效	把身体调整到一个最佳的状态，帮助你修复肌肉，巩固肌肉的记忆，促进体内细胞更新代谢
锻炼方法	针对性地对肩部、手臂、腰背、膝盖等进行拉伸
锻炼强度	每次运动结束后做1~2组，每组2~4次
器材选择	无
推荐动作	拉伸

自重动作组 01

屈膝坐姿臂屈伸

锻炼部位：肱三头肌　　**难度系数**：★★

锻炼次数：做5~8组，每组10次

锻炼效果：充分加强对肱三头肌的锻炼，让肱三头肌更加有力量。可以帮助消除多余的手臂脂肪。

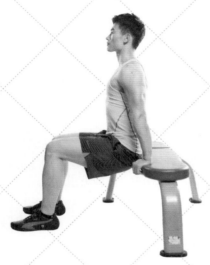

Step1

双腿屈膝呈90°，双臂伸直，手掌扶住长凳边缘，臀部轻轻与长凳边缘接触，身体保持直立。

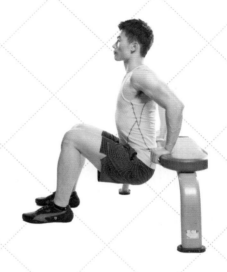

Step2

继续屈膝，同时屈曲手肘，将臀部往下压。

💡**教练提示**

1.在练习过程中，要始终保持背部伸直，不要塌腰、弓背等。

2.感觉良好的话，可以多做几组。

3.身体下沉时，注意支撑物不要打滑，防止摔倒。

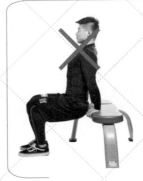

❌ **错误示范**

很多人做此动作时，容易将手肘外翻，使手臂过度绷直，这样会弄伤肘关节。

100

02

直腿坐姿臂屈伸

锻炼部位：肱三头肌　　**难度系数：**★★

锻炼次数：做3~5组，每组10次

锻炼效果：通过练习，可以大大加强肱三头肌的力量，使其轮廓更加分明。加强身体的稳定性和平衡性。

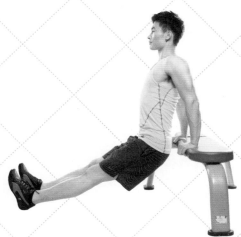

Step1

背对着长凳，双手手掌贴紧长凳边缘，手臂微微弯曲，支撑住身体，双腿向前伸直，脚后跟着地。

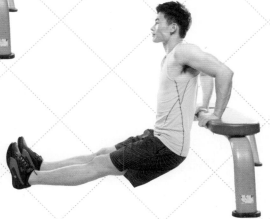

Step2

屈曲手肘，使臀部和上半身向下移动，脚后跟保持着地，双腿绷直。保持几秒，回复至初始姿势，然后重复练习刚才的动作。

教练提示

1.动作过程中，要始终保持背部在一条直线上。

2.双腿要保持绷直的状态。

3.可以根据自我感受的程度来增加或减少练习的组数。

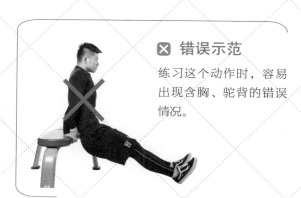

⊠ 错误示范

练习这个动作时，容易出现含胸、驼背的错误情况。

03

屈膝俯卧撑

锻炼部位：肱三头肌、胸大肌 难度系数：★★

锻炼次数：做2~3组，每组10次

锻炼效果：强壮手臂肌肉，使手肱三头肌、胸大肌力量爆发。加强手臂和肩关节力量。强烈刺激胸肌，塑造完美的胸部线条。

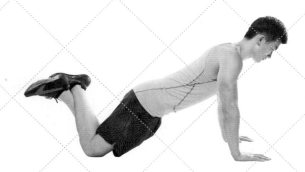

Step1

屈膝跪在地上，双臂直立撑地，与肩同宽，两脚交叉。

Step2

手肘弯曲，同时收紧躯干，身体慢慢下压，降至最低点后持续1秒钟，然后双臂伸直，回复至初始姿势。

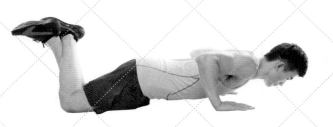

💡 教练提示

1.动作中应控制起落速度，体重过重的人士要注意保护好腕关节。
2.注意下落时吸气，撑起时呼气。

❌ 错误示范

腰部塌陷，屁股撅起来，不但容易影响锻炼效果，还会对腰椎造成伤害。

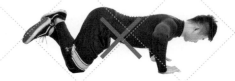

04 简易俯卧撑

锻炼部位： 肱三头肌及胸大肌　　**难度系数：** ★★

锻炼次数： 做3~5组，每组15~30次

锻炼效果： 加强对肱三头肌的训练，让其更加发达有力。充分锻炼胸大肌，使胸部线条更加流畅。

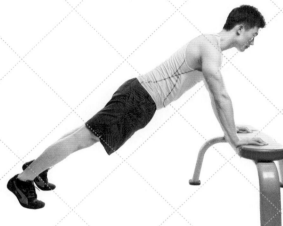

Step1 _____

双手扶住长凳，掌心向下，手臂伸直，脚尖着地，支撑住身体，身体保持挺直。

Step2 _____

屈曲手肘，俯身，使身体保持在一条直线上。然后回复至初始姿势，重复练习此动作。

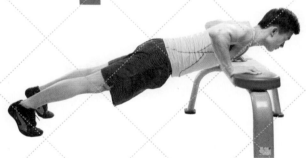

💡 **教练提示** _____

1.动作过程中，应始终保持背部挺直。

2.双腿要保持挺直。

❌ **错误示范**

练习这个动作时，容易出现的错误是塌腰，脊椎没有在一条直线上，使腰椎的压力过大，从而导致受伤。

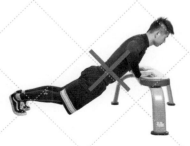

05

直腿俯卧撑

锻炼部位：肱三头肌及胸大肌　　难度系数：★ ★ ★

锻炼次数：做3~5组，每组15~30次

锻炼效果：加速血液循环，增加肺活量，提高运动能力。发展上肢的力量，灵活肘关节。强化腰部的肌肉。

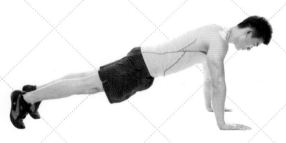

Step1 _____

身体俯卧，双手伸直，手掌撑地，双腿伸直，双脚脚尖撑地。

Step2 _____

屈臂，俯身，同时大臂夹紧躯干，身体保持一条直线，恢复起始动作。

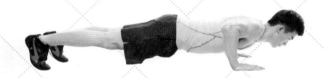

💡 **教练提示** _____

1.注意每个动作速度要放慢，尽量感受肌肉的力量，不要靠爆发力来完成动作。

2. 要做好准备和放松活动，防止受伤和肌肉僵硬。

3.心脏病、高血压患者最好不要做俯卧撑。

❌ **错误示范**

做俯卧撑时，很多人容易背部弯曲，脖子自然地垂向地面，用鼻子去尝试接触地面，臀部往上翘，这样不能很好地达到锻炼效果。

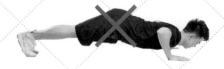

06 倒立俯卧撑

锻炼部位：肱三头肌及胸大肌　　难度系数：★ ★ ★

锻炼次数：做3~5组，每组8~10次

锻炼效果：增加大脑血液供应，提高智力和反应能力。使形体更加健美，有效减少面部皱纹，延缓衰老。强化手臂及肩膀的肌肉力量。

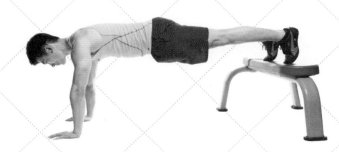

Step1

双手撑地，身体正面朝下，双脚放在长凳上，脚尖着地。

Step2

屈臂，同时大臂夹紧躯干，身体保持一条直线，保持此状态5秒，恢复起始动作。

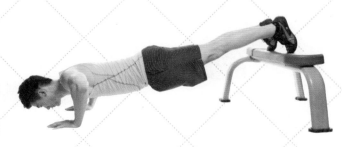

💡 **教练提示**

1.饭后2小时内或者过度疲劳时，不要练习此动作。

2.刚开始可以选择高度较低的支撑物进行俯卧撑，然后再慢慢增加难度。

❌ **错误示范**

屈肘时，出现的错误情况是腰部塌陷，脖子向下延伸，造成颈椎和腰椎的压力过大。

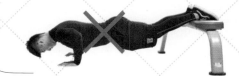

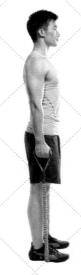

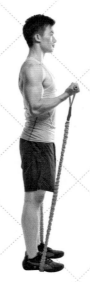

小器械
动作组 **01**

弹力绳弯举

锻炼部位： 手臂前侧肱二头肌、小臂肌肉群

难度系数： ★★

锻炼次数： 做3~5组，每组8~10次

锻炼效果： 加快燃烧手臂多余的脂肪，增加手臂肌肉的含量，增加大臂前侧肌肉的力量。让肱二头肌及手臂其他肌肉群的线条更加富有美感。

Step1 _____

双脚分开站立，踩在皮筋中间，两脚之间相隔与腰部同宽，双手抓住皮筋，放松。

Step2 _____

左手抓着皮筋的一端，左手肘弯曲置于左侧，右手抓着皮筋另一端，右手臂弯曲，拳心朝上。

💡 **教练提示** _____

1.动作进行时保持身体稳定性，感受目标手臂的反应。

2.感觉肌肉酸软时，可以再做2~4组动作来测试自己的极限。

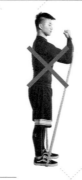

❌ **错误示范**

用力拉皮筋时，手肘过度往前伸，大臂未与地面垂直，借助肩部发力，练不到肱三头肌。

02

坐姿哑铃弯举

锻炼部位： 手臂前侧肱二头肌　　**难度系数：** ★ ★ ★

锻炼次数： 做3～5组，每组10次

锻炼效果： 激发手臂深层肌肉群的力量，强壮手臂肌肉。消除手臂多余的脂肪。

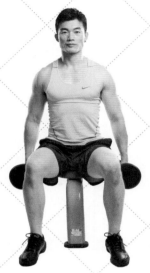

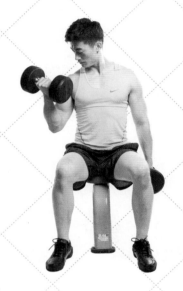

Step1 _____

坐在平凳上，上身保持直立，双脚打开与肩同宽，挺胸收腹，双手握住哑铃，双臂自然垂放于身体两侧。

Step2 _____

旋铃，上举于眼眉高度，握铃，手臂手掌心朝向面部，停顿1～2秒钟，吐气放下；另一只手紧握哑铃，保持静止状态；双脚用力使身体保持稳定不晃动，眼睛注意观察锻炼的手臂。保持坐姿不变，左手臂手握哑铃上举，握铃右手自然垂放于身体一侧，其他要点和右手臂上举一致。

教练提示 _____

1.此动作过程中需保持腰身挺直、腹部收紧。

2.在动作进行时，注意呼吸，呼气弯举，吸气放下，这样能更好地感觉目标肌肉的刺激程度。

3.根据个人承受情况来增加或减少组数。

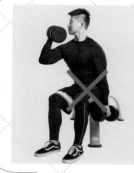

错误示范

练习这个动作时，很多人经常出现的错误是手肘过度抬高，大臂未与地面垂直，使哑铃的重量都压到肩膀上了。

03 托臂弯举

锻炼部位：手臂前侧肱二头肌、小臂肌肉群　　难度系数：★ ★ ★

锻炼次数：做3~5组，每组10次

锻炼效果：通过锻炼，可以加强手臂肌群的力量。减少手臂赘肉，让手臂的肌肉更加结实。

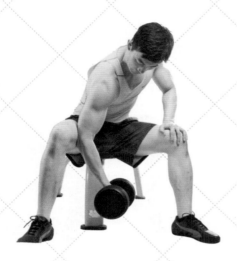

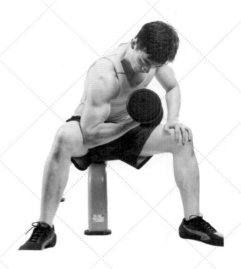

Step1 _____

坐在凳子上，双脚打开，比肩略宽，身体稍向前倾；一只手紧握哑铃，肘部靠在同侧大腿内侧靠近膝盖位置；另一只手扶住另一条大腿，维持身体平衡。

Step2 _____

目标手臂的大臂支撑于大腿内侧不动，小臂慢慢向上弯举；眼睛注意着自己肌肉的变化，动作达到顶峰时肘关节夹角小于90°。

💡 **教练提示** _____

1.此动作适合中级水平健身者使用，动作的开始姿势一定要摆好，注意头部不能低于心脏，以免出现缺氧现象。

2.发力时，上身可以稍稍向负重一侧倾斜，以协助用力。

3.注意控制目标手臂的稳定，减少出现身体晃动。

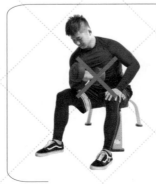

❌ **错误示范**

动作过程中，手肘完全放在了大腿上，导致手臂未用力，这样也起不到锻炼手臂的作用。

锤式弯举

04

锻炼部位：手臂前侧肱二头肌、小臂肌肉群　　难度系数：★ ★ ★

锻炼次数：做3～5组，每组10次

锻炼效果：增强肱二头肌的肌肉群，有效锻炼手臂的耐力和力量。

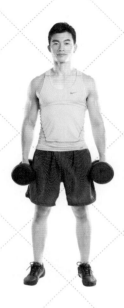

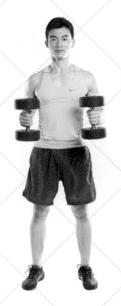

Step1

双脚打开与肩同宽，双手紧握哑铃，呈对握姿势，双臂自然垂放于身体外侧，挺胸收腹，保持身体的稳定，调整好呼吸。

Step2

保持站立姿势，大臂尽量夹紧背部，小臂慢慢向上弯曲，使大臂与地面垂直。

💡 **教练提示**

1.在动作进行中，注意呼吸，发力时吐气，放松时吸气。用目标肌肉控制下落速度，避免出现自由落体现象。

2.在动作过程中保持身体的稳定，哑铃重量选择应由轻到重。

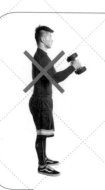

❌ **错误示范**

弯举哑铃时，手肘脱离身体，大臂未与地面垂直，锻炼不到手臂肌肉。

05

单手臂屈伸

锻炼部位：手臂后侧肱三头肌、肩部肌肉群　　**难度系数：**★★★

锻炼次数：做3~4组，每组10~15次

锻炼效果：甩掉手臂后侧的"拜拜肉"，有效加强手臂肌肉的力量。活动腹部，减少腹部脂肪的堆积。

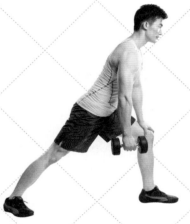

Step1 _____

双脚分开站立，双脚间距为平时走路时一步半的距离，身体打斜，挺胸收腹，控制腰背在一条直线上；负重手臂垂放于肩部下方，对握哑铃，掌心朝向内侧；另一只手臂撑于同侧大腿上，保持重心稳定。

Step2 _____

身体姿势和负重小臂保持不变，大臂向躯干夹紧的同时向身后拉起，把肘关节固定在90°左右。

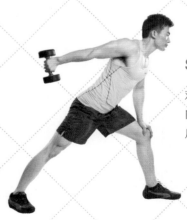

Step3 _____

对握哑铃，大臂保持夹紧，姿势不变，用力将小臂向后举起，在动作达到顶峰时小臂高度与大臂以及肩部保持水平，此时掌心朝向身体。

💡**教练提示** _____

1.动作过程中，发力时吐气，伸展肌肉时吸气。

2.保持身体稳定，避免出现小臂后举时身体外翻的现象。

01

斜托臂弯举

锻炼部位：肱二头肌　　难度系数：★ ★ ★

锻炼次数：做3～5组，每组10～15次

锻炼效果：让手臂的线条更加分明，肌肉更加突出。加强手臂肱二头肌的力量。

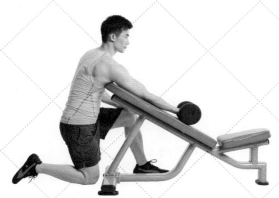

Step1 _____

一条腿屈膝放在地面上，另一条腿屈膝呈90°，单手握哑铃，将手臂平放在斜凳上，固定好躯干位置。

Step2 _____

手臂弯曲，向身体方向收起呈90°，匀速缓慢地落回原位。换另一侧手臂重复此动作。

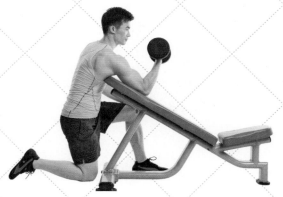

💡 教练提示 _____

1.此组动作的身体姿势一定要调整舒适，减少对其他部位的压迫。

2.根据个人承受情况来增加或减少组数。

3.做动作之前，应该先做一下热身。

❌ 错误示范

动作过程中，手肘弯曲的幅度太大，导致肱二头肌未用力，达不到锻炼效果。

02 站姿正握臂下压

锻炼部位：手臂肱三头肌　**难度系数**：★★★★

锻炼次数：做3~5组，每组8~10次

锻炼效果：通过锻炼，刺激手臂的肌肉，改善手臂粗大的问题。让手臂的肱三头肌更加壮实，更有爆发力。

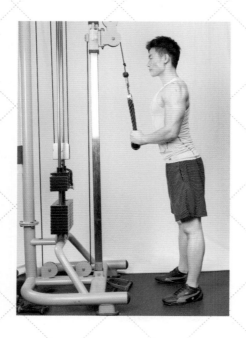

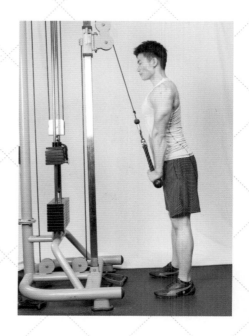

Step1

站在拉力器下，双腿分立，与腰部同宽，双手紧握拉力器。

Step2

双臂夹紧，绳索与身体保持平行，腹部收紧。以肱三头肌的收缩力量，将手臂伸直下压，同时缓慢吐气。然后慢慢还原至初始姿势，重复练习此动作。

💡**教练提示**

1. 动作中始终保持躯干部位与绳索平行，大臂夹紧躯干两侧。

2. 练习前，应该先做一下热身。

3. 感觉肌肉酸软时，可以再做2~4组动作来测试自己的极限。

03 弯臂托举

锻炼部位：肱二头肌　　难度系数：★★★

锻炼次数：做3~5组，每组10~15次

锻炼效果：充分强化你的肱二头肌，让力量更加充实；有效活动肩关节，舒缓肩部酸痛、疲劳。

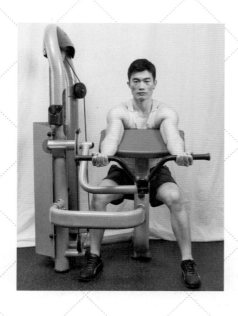 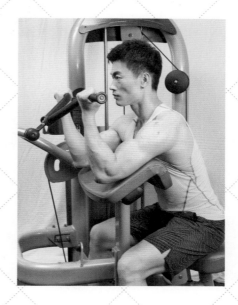

Step1 _____

将身体固定在坐姿器上，双腿自然放于身体前方，双手反握握把，掌心朝上，手臂微屈。

Step2 _____

吐气，手臂向上弯举，收缩肱二头肌。

💡 教练提示 _____

1.动作中控制手臂起落的速度。

2.选择适中的重量，避免手臂伸展下放时因负荷过重将臀部离开坐垫。

3.根据个人承受情况来增加或减少组数。

仰卧臂弯举

04

锻炼部位：肱三头肌　　**难度系数**：★★★★★

锻炼次数：做3~5组，每组8~10次

锻炼效果：有力刺激肱三头肌，拉长手臂肌肉纤维，增加手臂后侧肌肉的围度。让你的手臂变得更加粗壮，双臂线条更加明显。

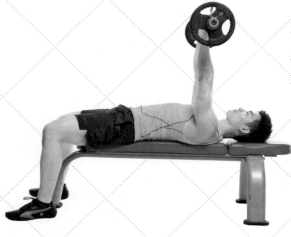

Step1 _____

仰卧在平凳上，双腿屈膝，双手臂伸直，握住杠铃，握距与肩部同宽。

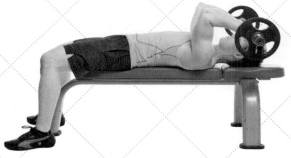

Step2 _____

双臂弯曲成90°，保持此动作1秒钟，然后吐气，匀速向上举起，恢复到起始动作。重复练习此动作。

💡**教练提示** _____

1.动作中核心部位收紧，腰部微微弓起一掌的高度。

2.大臂与躯干的角度固定不动，只是进行肘关节的屈伸。

3.感觉肌肉酸软时，可以再做2~4组动作来测试自己的极限。

❌ **错误示范**

向上举起杠铃时，过度往上拱腰，容易扭伤腰部。

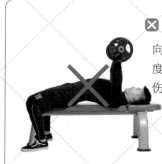

05 坐姿拉力器背后臂屈伸

锻炼部位：肱三头肌　　难度系数：★★★★★

锻炼次数：做3~5组，每组8~10次

锻炼效果：加速手臂"拜拜肉"的燃烧，紧实手臂线条。使你的肱三头肌得到充分的拉伸和锻炼，让它更强壮。

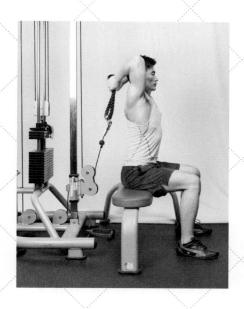 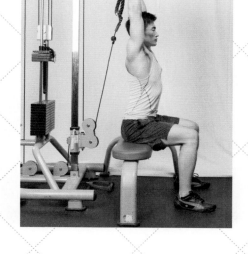

Step1_____

将绳索系于低位拉力器上，并在其前方放置一个低背凳。上身竖直坐于凳上，抓住绳索，双手采用正握握姿，位于把手之下。

Step2_____

提升上臂至两耳附近，这样双肘在动作最底端指向天花板，双手拉紧绳索置于脑后；平滑地移动，通过收缩肱三头肌，垂直向头上推举双手，同时在动作顶峰处将手心朝上。在反向恢复到初始位置前，用力挤压肱三头肌。

💡教练提示 _____

1.保持上臂的稳定，尽量接近头部的两侧。

2.在完成每一次动作时，会有一个向前移动上臂的倾向。如果将上臂保持在固定位置，你会很好地训练到肱三头肌。

3.感觉肌肉酸软时，可以再做2~4组动作来测试自己的极限。

塑造有型肩部

衬衫和西装，是每个职业男性必不可少的穿搭。

面试时，穿一件干净、微微透着洗衣粉香味的衬衫，不仅显得人精神，而且也很帅气，还会给面试官留下美好的第一印象呢。

婚宴上，西装革履的你，显得格外自信、阳光、帅气，身旁的人都敌不过你的风采，你满怀欣喜地迎接即将相伴一生的伴侣。

可是，如果肩膀下塌、扁平，再好看、再昂贵的衬衫和西装，穿在身上也撑不起来。更何况，没有一副强壮的肩膀，上半身任何肌肉的尺寸和力量都不太可能达到极致。

肩部肌肉主要由三角肌与斜方肌组成。

三角肌位于肩部皮下，是一块呈倒三角的肌肉，由前束、中束和后束的肌纤维组成，它形成了肩膀的膨隆外形。三角肌可以使上臂屈、旋内、旋外和外展。

斜方肌位于颈部和背部的皮下，一侧呈三角形，左右两侧相合构成斜方形。斜方肌发达是健、力、美的标志，其主要功能是使肩胛骨上提、上下转动并内收，使头和脊柱伸直。肩部肌肉主要协助胸肌群、背肌群及肱三头肌、肱二头肌完成大部分的动作。所以说，肩膀肌肉是你练就其他部位肌肉的王牌。

如果没有强壮的肩膀，如何协助其他肌群完成训练呢？即使健身了，也无法达到最佳的效果，到最后，肩膀还是塌塌的，穿衣难看的尴尬还是摆脱不掉。你想要这样的自己吗？

如果想彻底告别这些尴尬境地，那就赶快加入健身的行列吧！不要担心辛苦，其实，肩膀与身体其他部位相比是最容易锻炼的，因为脂肪并不青睐肩膀。工作繁忙的话，你可以自己在家做一些简单的自重动作，比如俯身撑地后站起。当然，你也可以去健身房，跟着大家的节奏，尽情挥洒汗水，一起感受锻炼的激情。相信通过一段时间的坚持和努力，你会发现你的肩部越来越好看哦。

健身教练推荐计划

锻炼功效	针对肩部深层肌肉的锻炼，能有效地缓解肩部劳损情况，是办公室一族很好的保健动作。它能缓解你的肩部疲劳，消除"高低肩""五十肩"等症状，通过简单的锻炼动作能增加你的肩部肌肉力量，燃烧肩部多余脂肪，让肩部变得更有肌肉感
锻炼方法	在家练可以选择自重或者轻重量的哑铃进行锻炼，哑铃锻炼连续上举20~25次，感觉接近极限为宜，每周训练3～4次。若想达到更好的效果，可去健身房采用专业器械练习，每周3～4次
锻炼强度	可以选择每周3次，每次30分钟左右
器材选择	初级锻炼可以选择自重或者轻重量的哑铃或器材进行锻炼，哑铃或器材锻炼连续上举15~25次，感觉接近极限为宜
推荐动作	俯身撑地后站起、直立划船、皮筋拉举、俯卧后提等

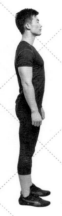

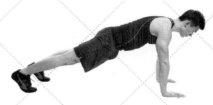

俯身撑地站起

锻炼部位：三角肌中束、斜方肌及腰腹肌肉群

难度系数：★★

锻炼次数：做3～5组，每组10次

锻炼效果：拉伸腿部肌肉，燃烧腿部多余的脂肪。加强肩部肌肉的力量，缓解肩部疲劳。

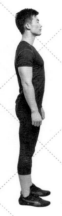

Step1_____

身体直立，挺胸收腹，双眼直视前方。

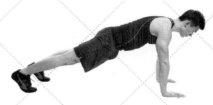

Step2_____

双手撑地，两腿同时向后蹬出，身体呈一条直线。

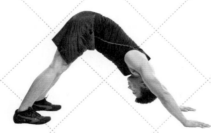

Step3_____

腰臀部向中间上方用力收缩弓起，使身体呈倒"V"字形，保持3秒钟。

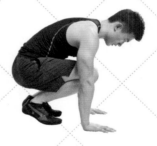

Step4_____

双腿、双手同时往回缩，然后分别向后、向前蹬出，重复练习刚才的动作。

💡 **教练提示** _____

1.此动作为复合动作，按锻炼常规呼吸即可。

2.体重较重人士应控制好动作速度、幅度，避免出现跌倒、失去平衡的现象。

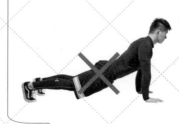

❌ **错误示范**

双手撑地时，很容易出现塌腰的错误现象，导致腰部压力太大，损伤腰椎。

军式推举

02

锻炼部位：三角肌前束、三角肌后束、上斜方肌　　难度系数：★★★

锻炼次数：做5～8组，每组5～10次

锻炼效果：拉伸腿部、臀部的肌肉，激发深层肌肉群的力量。促进肩部肌肉群力量的发展，增强肩关节的灵活性。

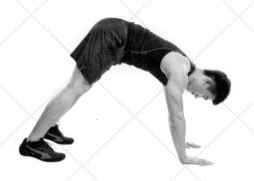

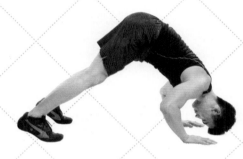

Step1

双脚打开与肩同宽，踮起脚尖，双臂直立，双手紧贴地面，掌心朝下，背部保持挺直，身体呈倒"V"字形。

Step2

肩膀渐渐下移，直至手肘呈90°，头顶着地。停留约2秒后，如俯卧撑一般，再把身体慢慢往回推，回到初始姿势。

💡 **教练提示**

1.肩膀往下移时，要注意头部安全。

2.可以拿个小凳子辅助练习，将双手贴稳在椅凳上，让身体下压的角度更深。为了安全起见，凳子一定要保证固定在地上，千万不能打滑。

3.根据个人承受情况来增加或减少组数。

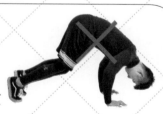

❌ **错误示范**

做倒"V"字形时，经常出现的错误情况是双腿弯曲、驼背，这样容易使头部往前倾，伤到头部。

03

直立划船

锻炼部位： 三角肌前束、三角肌中束、斜方肌上束、肱二头肌

难度系数： ★ ★ ★

锻炼次数： 做3~5组，每组10~15次

锻炼效果： 强化上臂的力量。加强胸部肌肉的拉伸。

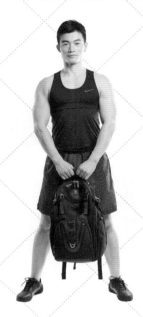

Step1

身体直立，双脚打开比肩略宽，双手拿着一个重约2.27千克的书包。

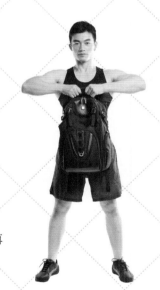

Step2

双手将背包往上提拉，使小臂与地面平行，再将书包缓缓放下。重复进行此动作。

💡 **教练提示**

1.尽量把意识集中在肩膀上，不要用手臂的力量去提，也不要超过肩膀高度或耸肩。

2.可以根据自身承受力，酌情在书包里加不同重量的物体，以自己耐受为度。

3.根据个人承受情况来增加或减少组数。

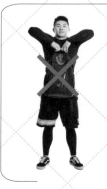

❌ **错误示范**

上举书包时，很多人常犯的毛病就是耸肩，手肘过度往上抬，这样就不能很好地锻炼到肩部肌肉。

04

动态平板支撑

锻炼部位：三角肌、腹直肌及腰部　　**难度系数**：★★

锻炼次数：做3～5组，每组8～12次

锻炼效果：锻炼腹肌，塑造腹部完美线条。强化肩部三角肌的力量。

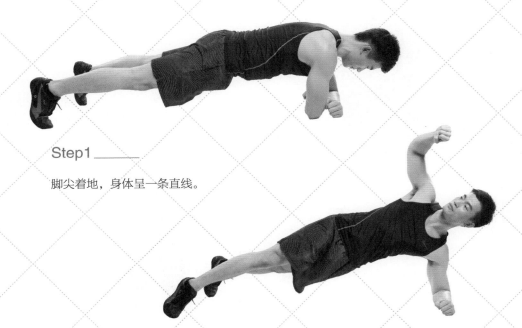

Step1 _____

脚尖着地，身体呈一条直线。

Step2 _____

利用左手三角肌发力，将半边身体撑起，右边肩膀朝向天花板，双脚尖踮起，让身体有移动空间。换另一侧进行此动作。

💡 **教练提示** _____

1.撑地时，手肘可能会比较痛，可以在手肘下面垫上毛巾或衣服。
2.练到一定程度后，还可以用盛满水的水瓶、比较重的书籍负重练习此动作，以尽快达到效果。

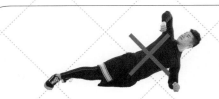

❌ **错误示范**

练习此动作时，很多人容易塌腰，手肘过度往上翻，会降低锻炼效果。

05

俯身飞鸟

锻炼部位：三角肌后束　　**难度系数**：★★★

锻炼次数：做3～5组，每组15～20次

锻炼效果：训练背部肌群，使背部肌肉更加发达。有效地锻炼胸部肌肉，改善胸部形态。

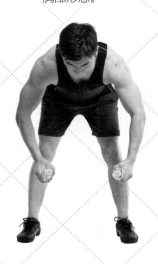

Step1 _____

双脚打开，与肩同宽，双腿屈膝微弯，下颌微抬，身体前倾45°，双手持水瓶，垂直摆在身体两侧，腰部挺直，眼睛向下看。

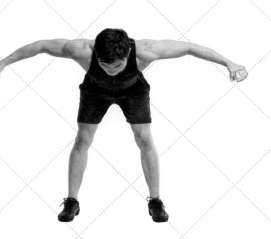

Step2 _____

双臂朝身体两侧举起，直至上臂平行于地面，稍微在最高处停留几秒。然后缓缓放下，回到初始姿势。

💡教练提示 _____

1.动作过程中，保持掌心向下，腰部一定要挺直，不要含胸驼背。

2.手臂放松，用肩膀的力量完成此动作。

3.可以先从轻重量的物体开始，再慢慢加大重量。

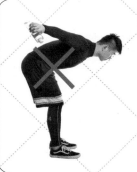

❌ 错误示范

双臂打开时靠耸肩提起水瓶，而且弓背、肘关节过度后仰都是不正确的。

06 靠墙倒立

锻炼部位：三角肌及手臂、背部的核心肌群　　难度系数：★ ★ ★ ★

锻炼次数：做3～5组，每组5～8次

锻炼效果：维持身体的平衡性。刺激肩部肌肉，增强肩部的基础力量。

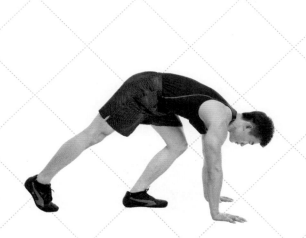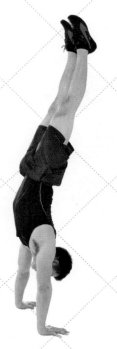

Step1

一条腿屈膝，另一条腿绷直，脚尖着地，双手着地，头部距离墙壁约15厘米。双手稳稳地放在头部两侧，大约与肩同宽。抬起一条腿的膝盖，让其靠近同侧的肘部，同时伸直另一条腿，使膝盖离地。

Step2

让靠近肘部的腿使劲蹬地，同时将另一条腿向上踢，让两条腿同时靠向墙壁。等到双脚靠在墙壁上，慢慢伸直双腿，把身体摆正。嘴巴保持闭合，用鼻子平缓呼吸。坚持几秒后，弯曲双腿，并有控制地放下它们。

💡 **教练提示**

1.如果刚开始感觉有些困难，可以尝试将双脚踩在某个东西上，比如盒子或椅子，然后再从其上蹬起。

2.根据个人承受情况来增加或减少组数。

3.此动作难度较大，不可贸然尝试。

07 乌鸦式

锻炼部位：肩部肌肉及腹部肌群　难度系数：★★★

锻炼次数：做3~5组，每组8~12次

锻炼效果：收紧背部，伸展颈部，加强背部和颈部的力量。伸展双腿，紧实双腿肌肉。

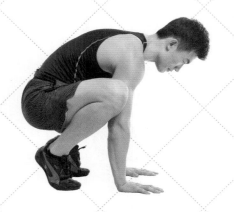

Step1 _____

双膝打开，呈蹲坐姿势。双手手掌放于身体前方，掌心朝下，与肩同宽，提起脚后跟，脚尖着地。

Step2 _____

双臂微屈，身体向前倾斜，让双膝稳稳地夹在两肘外侧。身体继续往前倾，慢慢地把体重转移到手掌上，最终使重心前移，双脚离地，双腿用力提起，保持身体平衡及呼吸均匀，坚持几秒。慢慢还原到初始姿势。

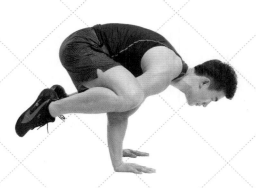

💡 教练提示 _____

1.如果觉得这个动作难度过大，可根据自身的实际情况，先抬高其中一条腿，再慢慢过渡到双腿离地。

2.不要让头部撞到地面，注意安全。

3.根据个人承受情况来增加或减少组数。

❌ 错误示范

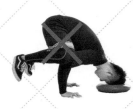

这个动作使身体的重心往前移，如果不注意，可能会使头部撞到地面。在身体平衡性较差的情况下，可以先在头部前方垫上一个软垫或毛巾，保护头部。

弹力绳推举

锻炼部位：三角肌、斜方肌及背部肌群

难度系数：★ ★

锻炼次数：做3 ~ 5组，每组8~10次

锻炼效果：锻炼肩部重要肌群的爆发力，使肩部更加壮实。

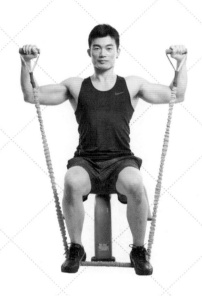

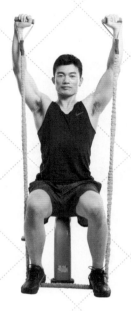

Step1 _____

坐在平卧凳上，收紧核心部位，双脚分立，踩在皮筋的中间部分。双手屈臂呈90°，握住皮筋的两端。

Step2_____

左手抓着皮筋的一端，左手肘弯曲置于左侧，右手抓着皮筋另一端，右手臂弯曲，拳心朝前。

💡 教练提示 _____

1.注意每个动作速度要放慢，尽量感受肌肉力量，不要靠爆发力来完成动作。

2.根据个人承受情况来增加或减少组数。

3.做动作之前，一定要先做一下热身。

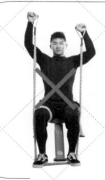

❌ 错误示范

手臂高举时，由于力量不够，很多人容易出现手臂一高一低的情况，这样无法充分锻炼到目标肌肉。

02 哑铃坐姿前平举

锻炼部位：三角肌前束、斜方肌及背部肌群　　**难度系数**：★★

锻炼次数：做3~5组，每组8~10次

锻炼效果：锻炼肩部重要肌群的爆发力，使肩部更加壮实。有效减去肩部前侧的脂肪，使三角肌前束塑形，缓解肩带肌肉紧张。

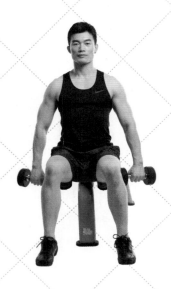

Step1

坐在平凳上，双脚平踩在地面上，挺胸收腹，两眼平视前方；双手握住哑铃，掌心朝后，双臂微弯，垂放于身体两侧。

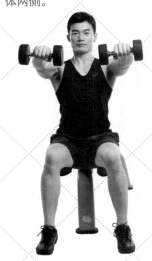

Step2

保持挺胸收腹，直起双臂，将哑铃向前举起，手肘与肩部水平，手腕略高于肩部。

💡 教练提示

1.此动作为初级动作，练习过程中保持挺胸收腹，控制身体重心稳定，尽量减少腰部压力，减少因挥臂惯性引起的身体后仰和晃动。

2.呼气，发力向上弯举；吸气，控制匀速放下。

3.感觉良好的话，可增加哑铃的重量来增加强度。

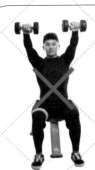

✖ 错误示范

上举哑铃时，哑铃的高度超过头部，使肩部压力过大，容易使肩部受伤。

03 站姿哑铃前平举

锻炼部位：三角肌前束肌肉　　**难度系数：**★★

锻炼次数：做3~5组，每组8~10次

锻炼效果：有效刺激肩部肌群，促进肩部肌肉增长，提高手臂肌肉的力量和耐力。

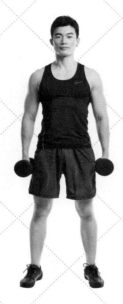

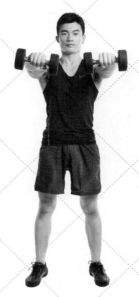

Step1 _____

直立，双脚打开与肩同宽，挺胸收腹，双眼正视前方；双手紧握哑铃，掌心相对，双臂自然垂于身体外侧，双臂保持微微的弯曲。

Step2 _____

站立姿势不变，双臂挺直，将哑铃向身体前方举起到与肩同高或略高于肩的位置，双手由掌心相对变为掌心朝向下方。

💡 教练提示 _____

1.此动作为复合动作，可以选择不同的握铃方法；在动作过程中保持挺胸收腹，注意控制身体的重心，避免身体因上举产生的惯性而晃动。

2.吐气的同时发力，将哑铃举起；吸气的同时控制双臂匀速下落。

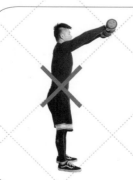

❌ 错误示范

上举哑铃时，很多人掌握不了度，使哑铃超过头部，还容易耸肩，这样会弄伤肩部。

04

站姿哑铃推举

锻炼部位：三角肌、斜方肌、手臂   **难度系数**：★★

锻炼次数：做3~5组，每组8~10次

锻炼效果：强化三角肌的力量，使其更加强壮结实。缓解肩关节的酸痛、疲劳等不适。

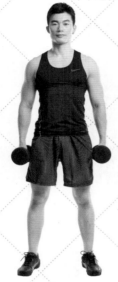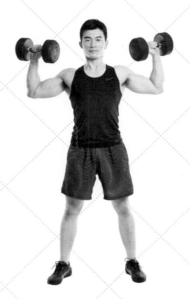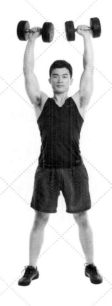

Step1 _____

直立，双脚打开与肩同宽，两眼平视前方；双手紧握哑铃，掌心相对，双臂微弯放于身体两侧。

Step2 _____

保持站姿不变，手臂向上弯举，掌心向前，手肘与肩部保持水平。

Step3 _____

双臂继续上举，大臂向头部收拢夹紧，将哑铃举于头顶，停顿1~2秒钟然后放下。

教练提示 _____

1.动作进行过程中保持挺胸收腹，哑铃举到最高处可以轻轻碰触来控制重心，从而保证身体不晃动。
2.发力向上弯举时吐气，控制匀速落下时吸气。

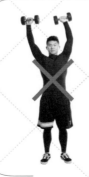

❌ 错误示范

上举哑铃时，很多人容易出现的错误是手臂一高一低、耸肩，这样的姿势不稳定，很容易伤到肩部。

05 哑铃直立划船

锻炼部位：三角肌中束肌肉　　难度系数：★★

锻炼次数：做3~5组，每组8~10次

锻炼效果：很好地加强三角肌中束的力量。让肩部肌肉变得更加饱满。

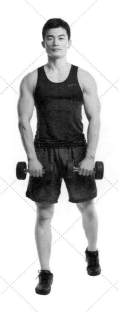 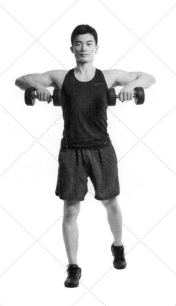 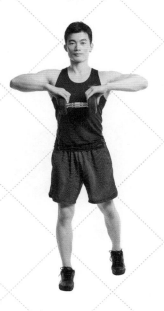

Step1 _____

双脚打开，右腿在前，左腿在后，左脚脚后跟点地，腹部保持收紧，双手正握哑铃，掌心朝向身体。

Step2 _____

双臂上提，将哑铃提起至略高于胸部中束的位置，停顿1~2秒钟，控制匀速落下。

Step3 _____

我们还可以换用双手提拉一只重量较重的哑铃来练习这个动作，动作要领与双手持哑铃提拉一样。

💡教练提示 _____

1.前后站立时控制身体重心在两脚之间，上提时保持挺胸收腹，控制身体不要晃动。

2.吐气，将哑铃提起，在胸前停顿1~2秒钟；吸气，控制哑铃匀速放下。

3.根据个人承受情况来增加或减少组数。

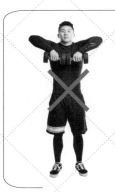

❌ 错误示范

上举哑铃时，经常出现的错误是耸肩，使肩部用力不够，影响锻炼效果。

俯卧后提

锻炼部位：三角肌后束肌肉　　**难度系数：**★★

锻炼次数：做3~5组，每组8~10次

锻炼效果：让你的肩部肌肉线条更加明显。加强手臂后侧的力量。

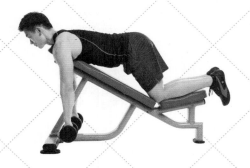

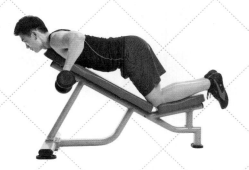

Step1

身体俯卧在斜凳上，双手握紧哑铃，双臂垂于身体下方，掌心向后，双腿弯曲跪于斜凳平直位置，挺胸收腹，腰、背部保持在一条水平线上。

Step2

俯卧姿势不变，双手手臂向上提起，肘关节弯曲呈90°左右，停顿1~2秒，控制匀速下落。

💡**教练提示**

1.进行此动作时，应注意调整好身体重心，控制住身体，减少因后提时引起的身体晃动。

2.吐气，发力将哑铃上举，感受三角肌后束收缩；吸气，控制哑铃匀速下落。

❌ **错误示范**

手臂往上提拉哑铃时，手肘过度向后仰，还出现塌腰的情况，都是不对的，容易弄伤腰椎。

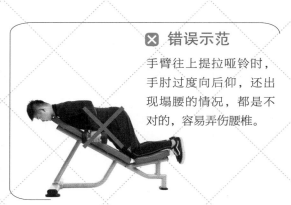

02

杠铃窄卧划船

锻炼部位：三角肌中束肌肉   **难度系数：**★★★★

锻炼次数：做3～5组，每组10～15次

锻炼效果：打开双肩，让肩部更加挺拔。强化胸部肌肉的力量，美化胸部线条。

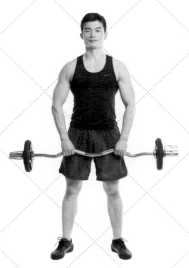

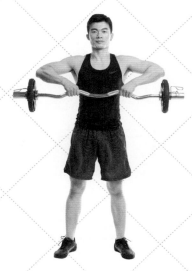

Step1 _____

双脚分立，与腰部同宽，双手持杠铃，两手之间留有两个拳头的距离，手心朝内。

Step2 _____

将杠铃向上提，直到将杠铃提至胸部中下沿，且手肘与肩膀水平。然后慢慢放下，重复练习此动作。

💡 教练提示 _____

1. 动作中同样控制身体的稳定以及杠铃直落的位置，始终保持核心部位收紧，同时关注目标区域肌肉的变化。

2. 根据个人承受情况来增加或减少组数。

3. 感觉肌肉酸软时，可再做2～4组动作来测试自己的极限。

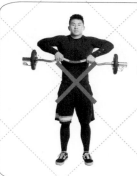

❌ 错误示范

练习这个动作时，大家容易犯的错误是过度耸肩，通过耸肩将杠铃往上提拉。

03

杠铃前平举

锻炼部位：三角肌前束　　**难度系数：**★★★★

锻炼次数：做3~5组，每组10~15次

锻炼效果：刺激三角肌前束肌肉的快速生长，增大肌肉围度，让你的肩部上方肌肉更有型。锻炼前胸肌肉的力量。

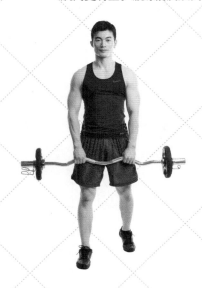

Step1 _____

双脚平行站立，然后将左脚向后移动一脚的距离，且脚后跟提起。双手正握杠铃，手握宽度刚好贴近髋关节外侧，放于身体前面。

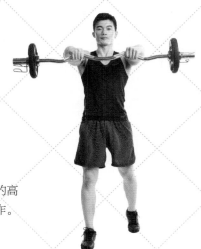

Step2 _____

吐气，缓慢举起杠铃，将杠铃举到与肩部平行的高度，停住1秒钟，匀速缓慢落下，恢复起始动作。重复练习该组动作。

💡 教练提示 _____

1.当杠铃举起，肩部肌肉收缩时吐气，当杠铃水平落下时吸气。

2.选择适当重量，避免大重量训练时动作变形，影响训练质量。

3.做动作之前，可以先做一下热身。

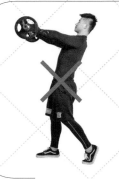

❌ 错误示范

将杠铃往上提拉时，身体过度向后仰，对腰椎的压力太大，容易扭伤腰部。

04 杠铃上推举

锻炼部位：三角肌前束　　**难度系数：**★ ★ ★ ★

锻炼次数：做3~5组，每组10~15次

锻炼效果：强化三角肌的力量，使肩部更加强壮。锻炼胸部、腹部的肌肉。

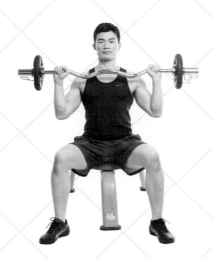

Step1_____

坐在凳子上，双腿自然放于上身前面，双臂弯曲，双手托住杠铃，放于肩部前方。

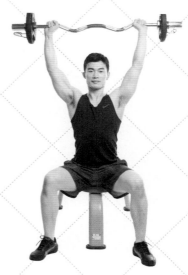

Step2_____

将杠铃上举过头顶，停留片刻，缓慢落下，然后恢复起始动作。

💡 **教练提示** _____

1.此动作尽量选用坐姿，可以减少腰部压力。

2.动作中稳定身体，始终收紧核心部位。

3.整个动作过程中，手臂尽量向前，手肘有向内侧收住的感觉。

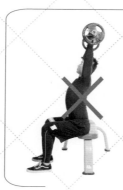

❌ **错误示范**

动作过程中，身体过度向后仰，导致腰椎压力过大，容易损伤腰椎。

美化背部线条

性感、迷人的背部不仅仅是女人的专利，也是男性展现魅力的关键部位。

如果你能拥有肌肉线条分明、上宽下窄，呈现"V"字形的霸气背部，相信肯定能魅力大增。可是，有不少男性朋友经常跟我抱怨说，每次去海边游泳，总要鼓起很大的勇气才敢穿上泳装。因为当脱下上衣，从镜中观察自己的背部时，觉得特别难看，可能是平常久坐不动，缺乏运动造成的，年轻的你已经微微有点驼背了，完全没有线条的美感，看起来一副宅男的样子，还经常遭到好友的吐槽，这让你特别缺少自信。

每次看到一些明星流畅的背部线条，你就变得像小女生"犯花痴"一样，心里暗自羡慕，还时不时幻想：什么时候我也能拥有同样的性感背部呢？又宽又结实的背部肌肉，真的离我很远吗？

背部肌肉群是人体重要的肌肉群，它含量比较多，所以对身体新陈代谢影响比较大。它主要包括背阔肌、斜方肌、菱形肌、大圆肌等。背部肌群的每块肌肉在健身中都至关重要。

背阔肌是位于胸背区下部和腰区浅层较宽大的扁肌，能帮助我们自如地进行伸展、内收、内旋肱骨等动作。同时，它是构成"V"字形身材的背部主要肌肉，可使躯干形成最为美观的扇形。

另外一些小的肌肉，比如肩胛下肌、冈上肌、冈下肌和小圆肌四块肌肉组成的肩袖肌群，对肩关节的稳定性起到非常重要的作用。

要加强背肌，就一定要通过收缩肌肉的方法来加强背部神经，获得支配肌肉的神经感觉，使肌肉充分充血发胀，从而加大外侧背阔肌的宽度和密度，最终起到发达背肌的作用。厚实强壮的背部，能让你充满自信。

其实，只要你从现在开始，制订健身计划，坚持锻炼，并重点对背部进行训练，一段时间之后，你会惊奇地发现：背部线条渐渐出现了，驼背也改善了，整体形象都有所提升了。

健身教练推荐计划

锻炼功效	充分活动背部肌肉，让身形变得宽阔，塑造出"倒三角"的体形，让人看起来有力、霸气，还能提高背部抗压能力，改善背部血液循环，缓解背部压力，消除背部赘肉，增加背部肌肉含量，改善驼背、脊柱侧弯等问题
锻炼方法	在家可以选择自重或者轻重量的哑铃进行锻炼，哑铃重量以连续上举20~25次感觉接近极限为宜，每周训练3~4次。若想达到更好的效果，可去健身房采用专业器械练习，每周3~4次
锻炼强度	可以选择每周3次，每次30分钟左右
器材选择	初级锻炼可以选择徒手或者轻重量的哑铃进行锻炼，哑铃重量以连续上举20~25次感觉接近极限为宜
推荐动作	跪姿俯地背部拉伸、俯卧两头起、引身划船、屈腿杠铃硬拉等

跪姿俯地背部拉伸

锻炼部位：背阔肌、大圆肌　　**难度系数**：★

锻炼次数：做5～8组，每组10次

锻炼效果：舒缓脊椎，缓解背部疲劳和酸痛。放松平时紧张的肩胛部位。有助于更好地促进背部肌群的生长。

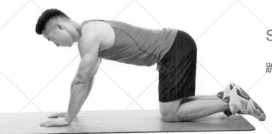

Step1_____

跪姿俯卧在瑜伽垫上，双手伸直撑地。

Step2_____

手臂伸直，手掌位置不动，身体向后坐，匍匐于瑜伽垫，感受背部肌群被拉伸。

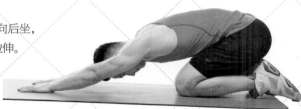

💡 **教练提示** _____

1.办公室白领可以坐在椅子上，整个人向前倾至背部有拉伸感，来做椅子上的背部拉伸动作。

2.根据个人承受能力来增加或减少组数。

3.感觉良好的话，可以适当负重来完成此动作。

❌ **错误示范**

腰部塌陷，屁股撅起来，影响锻炼效果。

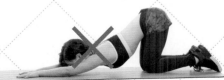

02

弹力带强化菱形肌

锻炼部位： 背部菱形肌　　**难度系数：** ★

锻炼次数： 每天5组，每组10～15次

锻炼效果： 扩充胸部，增强胸椎的弹性，防止胸椎变形弯曲。锻炼手臂的力量，强化手臂肌肉的协调性。

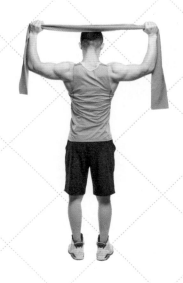

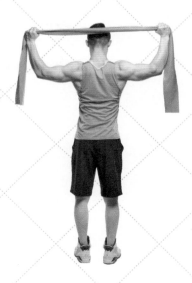

Step1 _____

山式站立，身体保持中立位。平举双臂，使大臂和小臂呈90°。双手用力拉着弹力带，感觉弹力带有点持紧即可。

Step2 _____

吸气，呼气时感觉背部菱形肌夹紧，使弹力带拉长，保持沉肩。每组重复10～15次呼吸，训练5组左右，直至背部菱形肌发酸发软为止。

💡教练提示 _____

1.动作过程中，背部保持挺直，不要弯曲。

2.如果背部发酸发软，应该停下来适当休息。

3.吸气，还原；呼气，感受背部肌肉的拉伸。

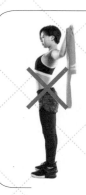

❌ 错误示范

菱形肌力量不够，靠耸肩、后仰来拉伸弹力带。

俯卧两头起

03

锻炼部位：后背肌群、臀部　　**难度系数：**★★

锻炼次数：做3~5组，每组8~10次

锻炼效果：增强臀部肌肉的活动度，舒缓臀部僵硬和紧张。锻炼背部肌群，强化肌肉的力量。加强身体的协调性和灵活性。

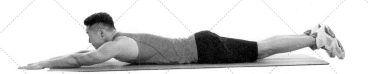

Step1 _____

俯卧，身体放松，手臂向头部上方伸直，双腿并拢伸直。

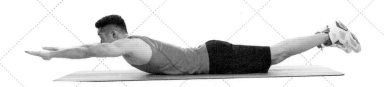

Step2 _____

吸气，手臂和双腿同时向上抬离地面，停留几秒，再慢慢呼气，放松，还原。

💡**教练提示** _____

1.根据自己的实际情况，增加或减少练习的组数。

2.尽可能地将手臂和腿抬离地面。

3.这个动作不能利用爆发力来做，而是要慢慢地让腹部肌肉发力，带动手臂和腿向上抬。

4.注意头部不要使劲向后仰，而是要跟随上半身一起向上抬起。

❌ **错误示范**

手臂和双腿抬离地面时，双腿叉开，一高一低。

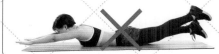

04

游式挺身

锻炼部位：后背肌群、臀部　　难度系数：★★

锻炼次数：做3~5组，每组8~10次

锻炼效果：有效锻炼臀部肌肉，使臀部更加有力、壮实。充分锻炼背部肌群，舒展脊椎和背部肌肉，放松紧张、僵硬的背部肌群。加强身体的协调能力。

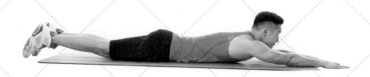

Step1 _____

俯卧，身体放松，手臂向头部上方伸直，双腿并拢伸直。

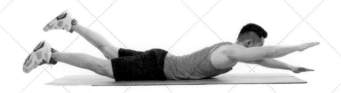

Step2 _____

腹部和臀部收紧，保持颈部、脊柱成一条直线，慢慢抬高右手和左腿，停留几秒，还原至水平线。换左手和右腿抬高，始终保持双腿及双手不落地。

💡 教练提示 _____

1.这个动作不能利用爆发力来做，而要靠腹部肌肉发力来带动手臂和腿上抬。

2.刚开始练习时，可以让其中一条腿和手臂着地，只抬起另一条腿和手臂，慢慢地再全部抬离地面。

3.可以根据自己的承受力来增加或减少组数。

✕ 错误示范

上抬手臂和腿时，头部过度向后仰。

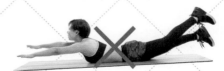

01

引身划船

锻炼部位：背阔肌、斜方肌　　难度系数：★ ★ ★

锻炼次数：做3~5组，每组8~10次

锻炼效果：加强背阔肌和斜方肌的练习，加速燃烧背部脂肪，改善含胸、驼背的状况。有效锻炼手臂肌肉，使手臂更加强壮有力。

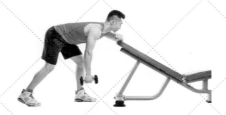

Step1 _____

双脚前后站立，间距大概一步半，后脚脚跟微微抬起，单臂搭在斜板上，支撑身体，负重手臂掌心朝向身体内侧，挺胸收腹，腰背挺直。

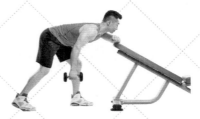

Step2 _____

保持俯立姿势，手臂弯曲将哑铃向身体后方拉起，大臂保持夹紧，身体保持稳定。

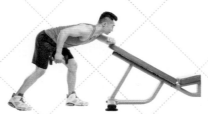

Step3 _____

手臂弯曲继续后拉，让手肘高度高于肩背高度，肘关节角度成110° 左右。

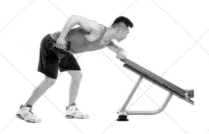

Step4 _____

肘关节弯曲角度保持不变，大臂夹紧身体，继续向上抬起，让肘部高于肩背位置，腰背挺直，头部高于心脏高度。

💡**教练提示** _____

1.在练习此动作时，可以选择重量偏重的哑铃，根据自身情况选择将哑铃拉起的高度，可以与肩部水平，也可以高于肩背高度。

2.尽量将负重手臂夹紧背部，手臂下放时保持躯干挺胸收腹，尽量匀速拉起避免发力过猛，将重心压向支撑手臂。

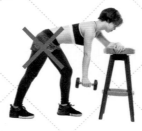

❌ **错误示范**

后脚跟没有微微抬起，手臂也没有弯曲。

02 哑铃俯立划船

锻炼部位：背部肌群　　难度系数：★★

锻炼次数：做3～5组，每组8～10次

锻炼效果：增强背部肌肉的负重力量，让背部更加挺直。改善溜肩、双肩高低不平等现象。

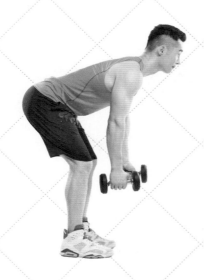

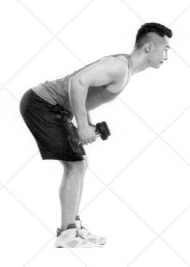

Step1 _____

双脚打开与肩同宽，俯身收腹，胸部挺起，头部抬起，双眼平视前方；双手对握哑铃，双臂自然放于身体前下方，腰部塌平，双腿微弯。

Step2 _____

双大臂夹紧，身体向后拉，小臂弯曲，将哑铃拉起到髋关节处，停顿1～2秒钟，控制匀速落下。

💡 教练提示 _____

1.在动作过程中保持腰背挺直、腹部收紧，头部不能低于心脏高度，以免出现脑部缺氧现象。

2.吐气时，手臂发力弯曲；吸气时，控制匀速下落。

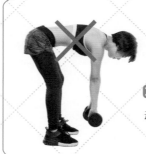

❌ 错误示范

动作过程中拱背。

俯卧后扩运动

03

锻炼部位：上背部、斜方肌　　难度系数：★ ★ ★

锻炼次数：做3~5组，每组10次

锻炼效果：强化上背部的肌群，让你的背部更加结实。锻炼强大的斜方肌，使肩部线条更好看。

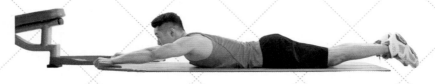

Step1

将皮筋中间固定，俯卧在健身垫上，双手分别拉皮筋两端，下半身不动。

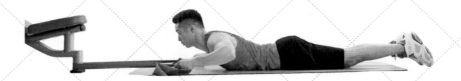

Step2

双手用力拉皮筋，向两侧展开，同时借势伸展胸部，慢慢抬起上半身，至顶峰状态保持片刻，感觉到下背部肌肉的收缩后，缓缓放下上半身，恢复起始动作。

💡 **教练提示**

1.在动作进行中，双腿并拢夹紧，固定双脚，保证在背部收缩时身体下部是稳定的。

2.感觉肌肉酸软时，可以再做2~ 4组动作来测试自己的极限。

3.可根据个人承受情况来增加或减少组数。

❌ **错误示范**

用力拉皮筋时，双手不是向两侧展开，而是向后拉。

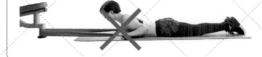

哑铃直腿硬拉

04

锻炼部位：整个背部肌肉　　难度系数：★★

锻炼次数：做3~4组，每组10~15次

锻炼效果：强化手臂肌群，舒缓僵硬和薄弱的肌群。加强身体后侧背部肌肉的力量，很好地增加背部肌肉围度。

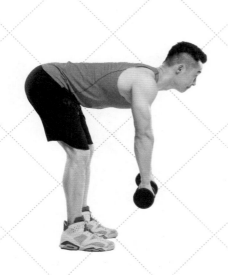
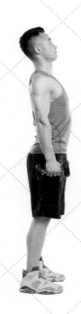

Step1_____

俯立，双脚打开与肩同宽，双腿挺直，腹部收紧，背部挺直，头部抬起；双手紧握哑铃，掌心朝向身体，双臂微微弯曲放于身体下方。

Step2_____

身体发力向上直立，挺胸收腹，同时握铃手臂将哑铃向上拉起，双臂弯曲，大小臂呈150°角。动作还原。

💡 教练提示 _____

1.在动作过程中保持腰背挺直、腹部收紧，头部不能低于心脏高度，以免出现脑部缺氧现象。

2.吐气时，手臂发力弯曲；吸气时，控制匀速下落。

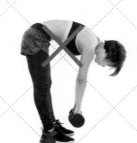

❌ 错误示范

腰背没有挺直，头部低于心脏高度。

专业
器械组 **01**

宽卧距引体向上

锻炼部位：整个背部肌肉　　**难度系数**：★★★★★

锻炼次数：做3～4组，每组10～15次

锻炼效果：很好地锻炼背部肌肉，让背部肌肉更加紧实，线条更加流畅。强化手臂的力量，让手臂更加壮实。

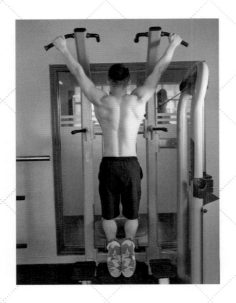

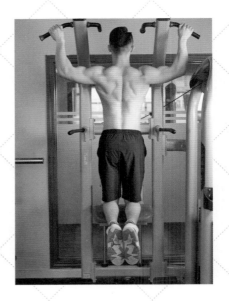

Step1 _____

双腿跪在拉力器上，双手抓住宽握距握把，身体保持端正。

Step2 _____

用力下拉握把，做引体向上。屈肘，直到手臂成90°弯曲，达到顶峰状态保持片刻，慢慢回到起始姿势。重复该组动作。

💡 **教练提示** _____

1.当身体向上牵引时呼气，当身体下落时吸气。

2.动作的起与落都由背部伸展收缩来控制，不要出现自由落体的现象。

3.根据个人承受情况来增加或减少组数。

4.做动作之前，可以先做一下热身。

02 器械坐姿划船

锻炼部位：背部肌群　　**难度系数：**★ ★ ★ ★

锻炼次数：做3~5组，每组12~15次

锻炼效果：有效锻炼背阔肌，让背阔肌更加紧实。充分扩展肩胛骨，舒缓背部压力，改善背部肌肉的酸胀等问题。

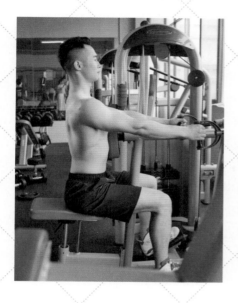

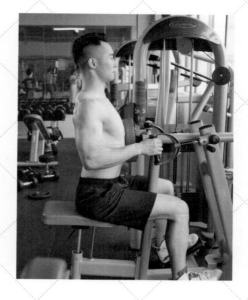

Step1

坐姿，双腿跨开成90°，与臀部构成三角支架固定身体。双手握住器械椅的把手，胸、腹紧贴挡板，保持腰背平直。

Step2

呼气，双手握住把手慢慢后拉，直至肩胛骨完全收紧。还原至起始姿势，同时吸气。接着呼气，重复以上动作。

💡**教练提示**

1.上体始终保持挺胸，收腹、紧腰，不能弓背松腰。

2.根据个人承受情况来增加或减少组数。

3.做动作之前，可以先做一下热身。

4.感觉肌肉酸软时，可以再做2~4组动作来测试自己的极限。

练出健美胸部

可能有很多男性朋友认为，胸部是女人该保养的部位，女人的胸部挺拔、饱满，是最性感的，男人的胸部却无所谓。这种想法真的对吗？

走在大街上，我们总会看到一些男性朋友的胸部挺挺的、肥肥的，特别难看，难以想象脱下衣服的样子，肯定是松松垮垮、波涛汹涌的吧，毫无肌肉的美感和线条。

不要只顾着笑别人了，你仔细观察过自己的胸部吗？挺拔吗？结实吗？有壮实的胸肌吗？有没有像女性胸部一样肥肥的呢？

胸部肌肉是人体主要的大肌肉群之一，是人体结构的重要组成部分，主要由胸大肌构成。胸大肌是一块扇形扁肌，它覆盖了整个胸部。

胸大肌可以分为上、中、下三部分，锁骨、胸骨和肋骨开始到肱骨大结嵴上结束。胸大肌的主要动作就是肩关节水平内收，其功能是使上臂向内、向前、向下和向上，或者使臂膀向内旋转。

胸肌不仅保护着我们的心脏、肺等重要器官，同时又代表着一个人的气质和魅力。当你展现出你的胸肌时，也能让你爱慕的另一半发出崇拜的尖叫声呢。

而且，胸肌的训练可以让胸部变得挺翘，富有弹性，让穿衣效果更好。上挺的胸部能让腰线变得更修长，让你显得更高、更帅气。还在等什么，加入健身的行列，让你的胸肌挺起来吧。

健身教练推荐计划

锻炼功效	男人宽厚的胸部可以给人稳重可靠的安全感，单薄的胸部常给人风吹即倒的感觉，本节动作主要是让你减去胸部多余脂肪，增加胸部肌肉含量，使胸部肌肉轮廓更加清晰立体，同时加强对肩部关节和手臂的锻炼效果
锻炼方法	在家练可以选择徒手或者轻重量的哑铃或者弹力带，进行自重动作组01～03锻炼，哑铃重量约为5磅，连续上举20～25次，感觉接近极限为宜，每周训练3～4次。若想达到更好的效果，可去健身房采用专业器械练习，每周训练3～4次
锻炼强度	可以选择每周3次，一次30分钟左右
器材选择	初级锻炼可以选择徒手或者轻重量的哑铃或器材进行锻炼，哑铃或器材重量以连续上举15～25次感觉接近极限为宜
推荐动作	宽距俯卧、上斜俯卧撑、弹力带对卧夹胸、哑铃常规飞鸟等

01

简易俯卧撑

锻炼部位：肱三头肌及胸大肌　　难度系数：★★★

锻炼次数：做5～8组，每组12～15次

锻炼效果：加强关节的灵活性和韧带的牢固性。保持和加强上肢的力量，强健手臂的肌肉。

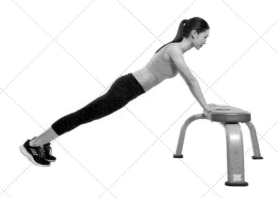

Step1

双手扶住长凳，掌心向下，手臂伸直，脚尖着地，支撑住身体，身体保持直立。

Step2

屈曲手肘，俯身，使身体呈一条直线。然后还原初始姿势，重复此动作。

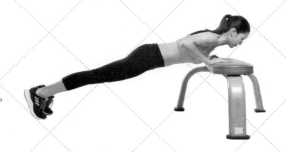

💡**教练提示**

1.动作过程中，注意始终保持脚尖着地。

2.要循序渐进，由易到难、由少到多、由轻到重进行锻炼。

3.感觉良好的话，可负重增加强度。

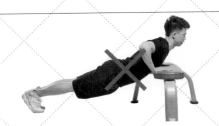

❌ **错误示范**

练习这个动作时，容易出现的错误是塌腰，脊椎没有在一条直线上，使腰椎的压力过大。

02

直腿俯卧撑

锻炼部位： 肱三头肌及胸大肌　　**难度系数：** ★★★★★

锻炼次数： 做3～5组，每组8～10次

锻炼效果： 增大胸大肌和三角肌的体积，有利于形成上宽下窄的健美体形。

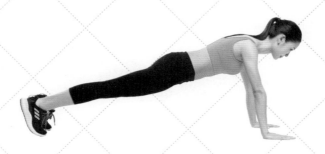

Step1＿＿＿＿＿

身体俯卧，双手伸直，手掌撑地，双腿伸直，双脚脚尖撑地。

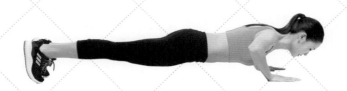

Step2＿＿＿＿＿

屈臂，俯身，身体保持一条直线，还原起始动作。

🔆**教练提示**　＿＿＿＿＿＿＿

1.动作过程中，注意始终保持脚尖着地。

2.要循序渐进，由易到难、由少到多、由轻到重进行锻炼。

3.感觉良好的话，可负重增加强度。

❌ **错误示范**

做俯卧撑时，很多人容易背部弯曲，臀部往上翘，这样不能达到好的锻炼效果。

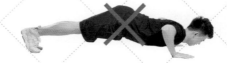

03 蜘蛛人伏地挺身

锻炼部位： 胸大肌　　**难度系数：** ★ ★ ★

锻炼次数： 做3~5组，每组8~15次

锻炼效果： 加强关节的灵活性和韧带的牢固性。保持和加强上肢的力量，强健手臂的肌肉。

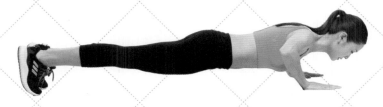

Step1_____

先呈标准伏地挺身预备动作。

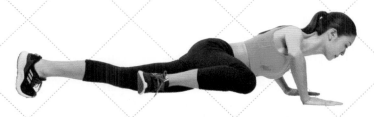

Step2_____

身体靠向地板时，抬起右脚，弯向右侧，膝盖好像要触碰手肘一般。动作反复，身体回到起始姿势，重复同样的动作，此时以左膝接近左手肘。来回持续地进行交替训练。

💡 **教练提示** _____

1.动作过程中，注意始终保持脚尖着地。

2.要循序渐进，由易到难、由少到多、由轻到重进行锻炼。

3.感觉良好的话，可负重增加强度。

❌ **错误示范**

练习时，膝盖着地，塌腰。

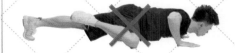

04 柔道伏地挺身

锻炼部位： 胸大肌　　**难度系数：** ★★★

锻炼次数： 做5组，每组10次

锻炼效果： 加强关节的灵活性和韧带的牢固性。保持和加强上肢的力量，强健手臂的肌肉。

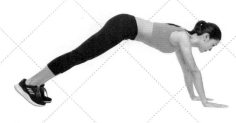

Step1

呈标准伏地挺身的姿势，将脚移向前，抬起臀部，身体呈倒"V"形。

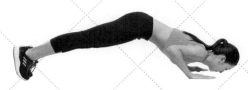

Step2

保持臀部高抬，身体下沉直至下巴快接触地面。

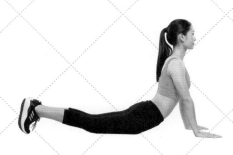

Step3

臀部几乎下沉至地面，同时抬起头和肩膀。动作回转，回到起始姿势，然后反复训练。

💡 **教练提示**

1.练习过程中，要注意头部不要撞到地面上。

2.根据个人承受情况来增加或减少组数。

3.感觉肌肉酸软时，可以再做2~4组动作来测试自己的极限。

❌ **错误示范**

练习时，前胸贴地。

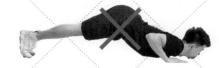

弹力带对卧夹胸

锻炼部位：胸肌上部、手臂肌肉　　**难度系数：**★★★

锻炼次数：做3~5组，每组5~10次

锻炼效果：更好地刺激胸肌，让胸部更加坚实。强化手臂的肌肉，锻炼出强健的臂膀。

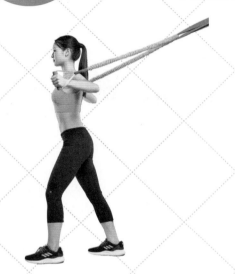
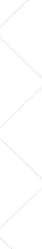

Step1 _____

将弹力带固定在某一位置，双手对握弹力带手柄，上半身微微前倾，双脚前后分开站立，前面的膝关节保持微微弯曲。

Step2 _____

胸部发力内夹，带动双臂向内聚拢，保持肘关节的弯曲度。双臂继续向内聚拢，直至双手在胸前会合，停留几秒，缓缓张开，恢复初始动作。

💡 **教练提示** _____

1.根据个人承受情况来增加或减少组数。

2.做动作之前，可以先做一下热身。

3.感觉肌肉酸软时，可以再做2~4组动作来测试自己的极限。

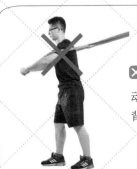

❌ **错误示范**

动作过程中，靠弯腰驼背来发力。

02

哑铃上斜板卧推

锻炼部位：胸大肌上部　　难度系数：★ ★ ★

锻炼次数：做3～5组，每组8～10次

锻炼效果：有效去除胸部囤积赘肉，增大胸大肌上部锁骨周围肌肉围度，让我们穿衬衫时更有型。

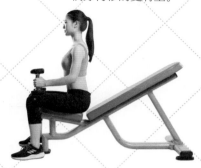

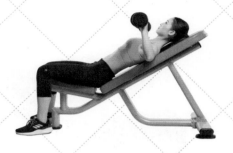

Step1

坐在可调节斜凳外侧，将斜凳角度调到45°左右，双脚平放于地面，挺胸收腹，双眼正视前方；双手紧握哑铃，放于膝盖上方。

Step2

下半身保持不变，躯干躺于斜板上，挺胸收腹，双臂打开，将哑铃放于与胸部高度几乎水平的位置，掌心朝向身体前，双脚发力控制住身体的重心。

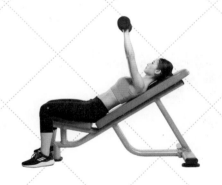

Step3

斜卧姿势保持不变，发力将哑铃上举，手臂伸直将哑铃停于胸部上方位置1～2秒钟，控制匀速落下。

💡 教练提示

1.在做此动作时，胸部始终保持挺起，手臂弯曲打开时应感觉到胸大肌上束强烈伸展，让哑铃举起所有力量回流到胸大肌上束。

2.斜板高度可以根据自身的肌肉力量来合理调节，发力向上推举时呼气，控制慢落时吸气。

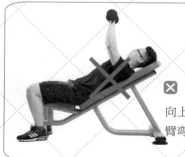

❌ 错误示范

向上举起哑铃时，手臂弯曲，没有伸直。

03

上斜哑铃飞鸟

锻炼部位： 胸大肌　　**难度系数：** ★ ★ ★

锻炼次数： 做3～5组，每组8～10次

锻炼效果： 增加胸大肌的深度，强化胸部肌肉的力量。使手臂的肌肉更加结实，使手臂的线条更加流畅。

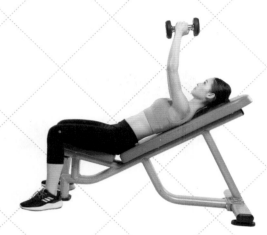

Step1

仰卧在30°～45°的斜长凳上，双脚踩实，腹部收紧，手臂举于胸部上束上方位置。

Step2

双臂展开，肘关节弯曲成90°左右，再向前举起。重复此动作。

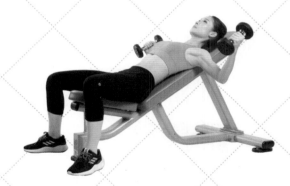

💡 教练提示

在打开手臂时上束肌肉有强烈伸展感，手臂夹起收缩时应把全部力量汇集于目标区域。

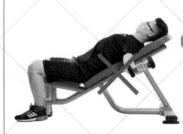

❌ 错误示范

向上举起哑铃时，手臂弯曲，没有伸直。

哑铃屈臂上提

04

锻炼部位：胸大肌下部　　难度系数：★★★

锻炼次数：做3~5组，每组8~10次

锻炼效果：增强胸大肌下部的力量，帮助胸部塑形。增强胸部下侧的弹性。

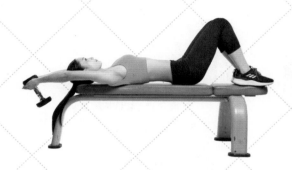

Step1_____

躺在平凳上，挺胸收腹，腰部悬起，双腿弯曲，双脚踩在平凳上，双手平直托起一只哑铃。

Step2_____

卧姿保持不变，双臂伸直，将哑铃举向胸部正上方，将腹部收紧，感受胸大肌下束的收缩。

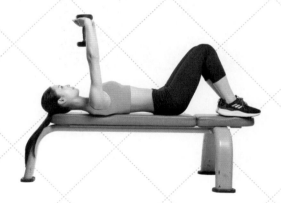

💡**教练提示**_____

1.做哑铃屈臂上举可分为纵向和横向，重量级哑铃可以选择纵向，轻量级哑铃可以选择横向，动作中保持挺胸收腹。

2.遵循肌肉伸展时吸气、肌肉乏力时呼气的呼吸方式。

01

坐姿器械夹胸

锻炼部位：胸大肌、肱二头肌　　**难度系数：** ★ ★ ★ ★

锻炼次数：做3～5组，每组8～10次

锻炼效果：牵拉和锻炼胸大肌，让胸部的肌肉更加发达，塑造完美的胸部线条。使手臂的力量更加强壮。

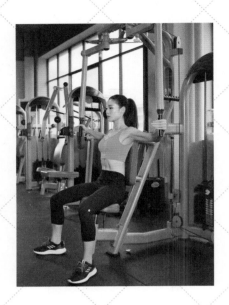

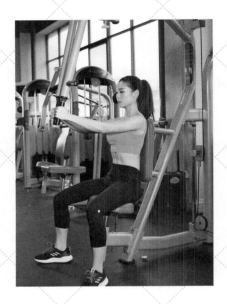

Step1＿＿＿＿

坐在夹胸器的椅子上，背部挺直并保持贴紧椅背，两手紧握握把，两脚踩实地板。

Step2＿＿＿＿

双手用力把夹板向中间推，肌肉做"顶峰收缩"并保持片刻，然后双手缓慢回收，回到起始位。

💡**教练提示** ＿＿＿＿＿＿＿＿＿＿＿＿＿＿＿＿＿＿＿＿

1. 双手推起夹板时保持背部始终贴住椅背，同时尽量从胸部发力。
2. 坐凳高度要合适，否则手把位置过高，锻炼肩三角肌会多一些。
3. 根据个人承受情况来增加或减少组数。
4. 做动作之前，要先做一下热身。

02 双臂侧拉

锻炼部位：胸大肌、背阔肌、三角肌前束、菱形肌　　**难度系数**：★ ★ ★ ★

锻炼次数：做5～8组，每组5～10次

锻炼效果：加强对胸部肌群的锻炼， 强化胸部肌肉，让肌肉线条更加有型。 有助于锻炼手臂的肌肉。

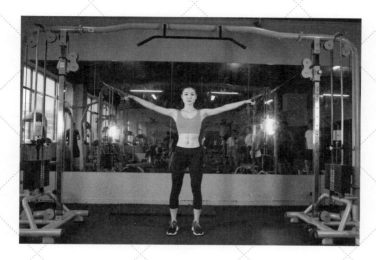

Step1

站在拉力器中间，双手上举，握住拉力带，保持膝盖微微弯曲。

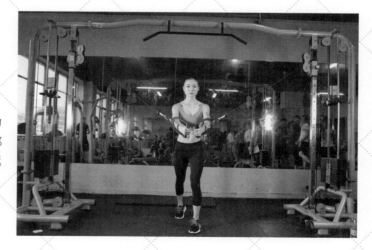

Step2

手臂用力往下拉拉力器，尽量将手移到腰部前方，在位置较低时返回，然后重复此动作。

💡**教练提示**

1.根据个人承受情况来增加或减少组数。

2.做动作之前，要先做一下热身。

3.感觉肌肉酸软时，可以再做2～4组动作来测试自己的极限。

打造八块腹肌

回想一下，你身边有没有这样的朋友：胸部和背部线条分明，肌肉强壮有力，却挺着一个将军肚，穿起衣服来，好像怀胎6个月的孕妇。

也许你会说，男人都会有发福的这一天，肚子迟早会大起来的。

也许你会说，有胸肌和背肌就足够了，也能散发男性的魅力。

然而，你就真的任由肚子越变越大吗？梦想中的腹肌真的练不出来吗？

腹部是胸部和臀腿的核心部位，腹部肌肉群在人体中处于中心位置，我们常将其称为核心部位，主要包括腹直肌、腹外斜肌、腹内斜肌和腹横肌。

腹直肌位于腹前壁正中线的两旁，能够使脊椎向前弯曲，压缩腹部。

腹外斜肌位于腹外侧面及前面的浅层，收缩时可以让脊柱前屈或者控制身体转动。

腹内斜肌位于腹外斜肌的深层，肌纤维方向与腹外斜肌相反，收缩时可使脊柱前屈或者控制身体转动。

髂腰肌由髂肌和腰大肌组成。髂肌呈扇形，起自髂窝；腰大肌长形，起自腰椎体侧面及横突。向下两肌相合，经腹股沟韧带深面，止于股骨小转子。此肌可屈与外旋大腿，下肢固定时使骨盆和躯干前屈。

很简单，只要你从现在开始，让身体动起来，让腹部动起来，腹部的肥肉会渐渐消失，肌肉会慢慢显现出来。

有些人确实练过腹肌，可是弄不明白的是，腹肌没练出来，水桶腰倒是有了。这可能是因为你一味追求对腹部肌群的训练，而没有针对性地练腹斜肌，方向错了，练得再多也是白搭。

健身教练推荐计划

锻炼功效	越来越多的男士开始关注自己已经日渐发福的肚子，下面介绍的动作，主要是帮助男人去除腹部的赘肉，让凸起的肚子变得平坦，还能有效去除身体腰部的"游泳圈"，让你显得更有精神、更加帅气
锻炼方法	在家练可以选择徒手或者轻重量的哑铃进行动作组1～3的锻炼，哑铃重量约500克，连续上举20～25次，感觉接近极限为宜，每周训练3～4次。若想达到更好的效果，可去健身房使用专业器械练习，每周3～4次
锻炼强度	可以选择每周3次，一次30分钟左右
器材选择	初级锻炼可以选择徒手或者轻重量的哑铃或器材进行锻炼，哑铃或器材锻炼次数为连续上举15～25次，感觉接近极限为宜
推荐动作	俯卧上仰、V字抬腿、哑铃仰卧起坐、器械弓背下压等

自重动作组 **01**

俯卧上仰

锻炼部位：腰部肌肉群及腹外斜肌

难度系数：★★

锻炼次数：做3~5组，每组8~10次

锻炼效果：很好地练习到腹外斜肌，减少侧腰脂肪的堆积，为打造倒三角做基础。能有效消除腰部两侧的赘肉，增加腰部力量，改善腰身曲线。

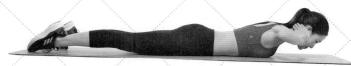

Step1 _____

双手放于耳边，身体向下俯卧。

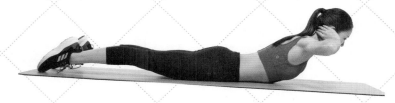

Step2 _____

上半身向上仰起，胸部离地，颈部伸直，不要后仰。身体抬起到最高点处持续3秒钟，然后恢复到上一个动作。

💡**教练提示** _____

1.身体向上仰起时吐气，慢落时吸气。
2.动作中控制双脚始终固定，腿部不参与运动。

❌ **错误示范**

上半身抬起时，双腿往上翘。

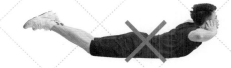

02

站姿交叉转体

锻炼部位：腹内斜肌及腹外斜肌　　**难度系数：★★**

锻炼次数：做3～5组，每组8～10次

锻炼效果：激发腹部肌肉的力量，消除腹部多余的脂肪，让腹部形成迷人的线条。缓解腰部疲劳和僵硬的问题。

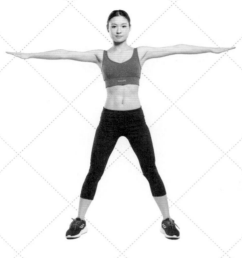

Step1

双腿大跨步分开站立，双手水平打开，双腿不动。

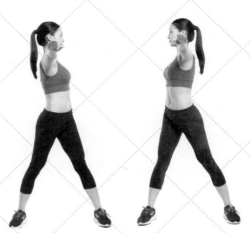

Step2

上体向左后方转动，然后上体再向右后方转动。做动作时要连贯。

💡**教练提示**

1.做转体时应注意控制力度，尽量在身体承受范围内，不要因为追求旋转幅度大，而拉伤腰部肌肉。

2.根据个人承受情况来增加或减少组数。

3.感觉肌肉酸软时，可以再做2～4组动作来测试自己的极限。

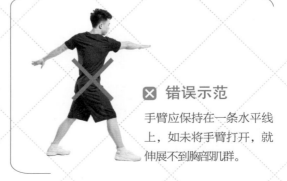

❌ **错误示范**

手臂应保持在一条水平线上，如未将手臂打开，就伸展不到胸腔肌群。

03

抬腿式两头起

锻炼部位：上腹部　　**难度系数：**★ ★ ★

锻炼次数：做3～5组，每组8～10次

锻炼效果：有效地练习到上腹部，让上腹部肌肉线条更加明显。通过对背部肌肉的锻炼，可缓解背部僵硬和疲劳的问题。

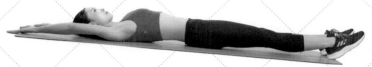

Step1_____

仰卧在地，身体呈伸展状态，两手在头顶伸直，两腿并拢。

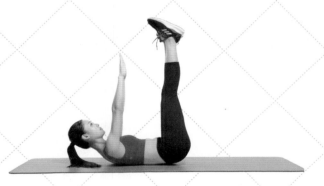

Step2_____

两腿抬起与地面呈90°，两手臂向上伸直，上体尽可能抬起。腹肌做"顶峰收缩"并保持片刻，然后控制身体缓慢还原。

💡**教练提示** _____

1.注意控制呼吸，呼吸方法同其他腹部练习相同。

2.动作中手臂只是向脚尖方向举起，不要用手抓住双脚，更不能让腰部抬离地面，否则容易受伤。

3.感觉肌肉酸软时，可以再做2～4组动作来测试自己的极限。

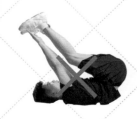

❌ **错误示范**

两腿抬起时，腰部离开地面，腿部弯曲。

04

V 字抬腿

锻炼部位： 腹直肌　　**难度系数：** ★★★

锻炼次数： 做3~5组，每组8~10次

锻炼效果： 针对腹部中部的锻炼，能有效去除腹部堆积脂肪，加强核心腹部力量。

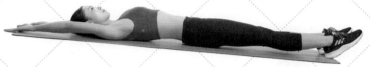

Step1 _____

仰卧，身体保持挺直，双手伸直贴于两耳，掌心朝上。

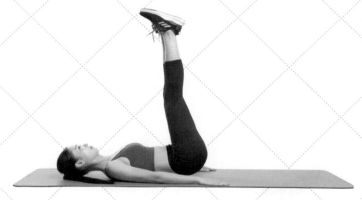

Step2 _____

双腿分开呈V字形，抬起伸直，双手平放于两侧，保持此姿势10秒钟，一边呼气一边缓缓放下双腿。

💡教练提示 _____

1.将注意力放在腹部上。

2.尽量收紧腹部，让肌肉始终保持收紧状。

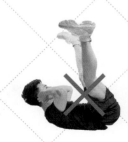

❌ 错误示范

双腿分开的距离过大。

05 仰卧举腿

锻炼部位：中下腹部　　**难度系数：**★ ★ ★

锻炼次数：做3～5组，每组5～10次

锻炼效果：能加强整个腹部肌肉力量，让腹肌线条更加明显。拉伸腿部肌肉，使腿部的力量更加强壮。

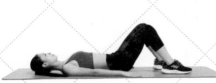

Step1_____

身体仰卧于地面，双腿打开与肩同宽，膝关节弯曲成90°，双脚平踩于地面，双手自然放于身体两侧。

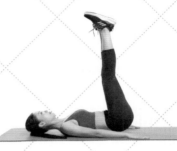

Step2_____

卧姿不变，躯干保持挺胸收腹，将双腿向上抬起伸直，将双脚举于腹部正上方。

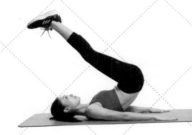

Step3_____

继续上举双脚，让髋关节与腹部夹角小于90°，让双脚伸到头部向上的位置。

💡教练提示 _____

1.本图中双脚并没有负重，可以根据自己腹部力量来选择负重物，但需要注意双脚夹紧哑铃时，防止哑铃滑落砸伤自己。可以根据自身情况选择双腿的伸展程度和高度。

2.吐气，将双腿发力向上举起；吸气，控制双腿匀速落下。

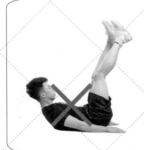

❌ 错误示范

动作过程中，头部和肩膀离开地面，靠手臂力量撑起双腿。

俯卧双臂支撑

06

锻炼部位：腹直肌　　难度系数：★★★

锻炼次数：做3~5组，每组5~10次

锻炼效果：增强腹部肌肉的强度和力量，让腹部肌肉更加结实。拉伸腿部的肌肉，塑造良好的腿部线条。

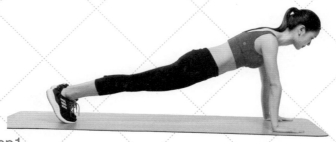

Step1

双手撑地，收紧核心部位，两腿并拢伸直，俯身向下。

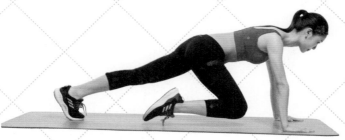

Step2

右腿向前弯曲，再向后伸直。往复屈伸，换左腿重复此动作。

💡 教练提示

1.整个动作进行中，核心部位保持收紧，减少对腰部的压力，背部尽量控制不动，不要有太大起伏。

2.根据个人承受情况来增加或减少组数。

3.感觉良好的话，可负重增加锻炼的强度。

❌ 错误示范

后抬腿时，腿部的高度高过头顶。

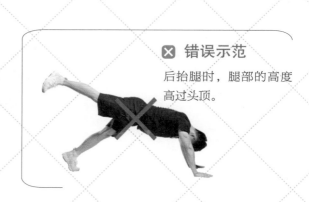

07 举手吸腿

锻炼部位: 中下腹部   **难度系数:** ★ ★

锻炼次数: 做3~5组,每组8~10次

锻炼效果: 能加强整个腹部肌肉力量,让腹部六块腹肌肌肉线条更加明显。锻炼腿部的肌肉,让腿部更加强壮。

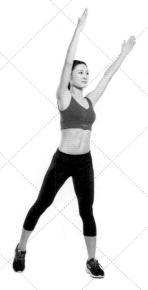

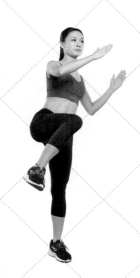

Step1

双脚跨步开立, 双手举过头顶,右脚脚后跟提起。

Step2

右膝盖弯曲,抬起,双手屈肘,身体和双手随着动作向左侧倾斜。换另一侧,重复此动作。

💡 教练提示

1.动作过程中,要保持身体的稳定性。

2. 抬起一条腿时, 尽量停留2~3秒,这样效果会更好。

3.根据个人承受情况来增加或减少组数。

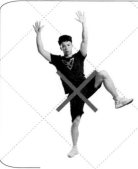

❌ 错误示范

为了保持身体的平衡,抬起一条腿时,身体过度倾斜。

08 仰卧腿屈伸

锻炼部位：腹部肌群　　**难度系数：**★ ★ ★

锻炼次数：做3~4组，每组10~15次

锻炼效果：能有效燃烧腹部脂肪，增加腹部肌肉含量，让你的"王"字腹肌显露出来。锻炼腿部肌肉，让腿部线条更加分明。

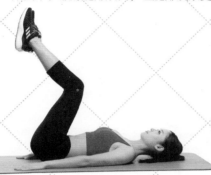

Step1 _____

仰卧在地，收腹，双手放在身体两侧，手掌朝下，双脚抬起，微微屈膝，大腿与上身呈60°。

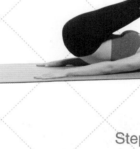

Step2 _____

双膝继续弯曲抬起，使大腿靠近胸部。

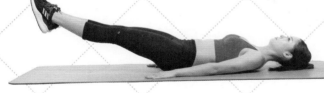

Step3 _____

吸气，同时慢慢地伸直双腿，并拢，保持脚跟落下时不接触地面。

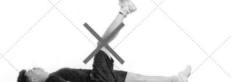

❌ 错误示范

动作过程中，腹部力量不足，一条腿触地。

01

屈臂侧卧

锻炼部位：腰部肌群及腹外斜肌

难度系数：★★★

锻炼次数：做3~5组，每组8~10次

锻炼效果：有效消除腰部两侧的赘肉，增加腰部力量，改善腰身曲线。锻炼腹外斜肌，减少侧腰脂肪的堆积，打造迷人的倒三角。

Step1

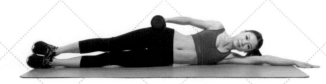

身体侧卧于地板或垫子上，双脚并拢伸直，单臂伏地稳住身体，另一只手握住哑铃放于髋关节外侧。

Step2

保持侧卧姿势不变，双脚保持并拢，双腿和头同时向内收起，保持在同一水平线上，伏地手臂保持住身体重心，负重手臂保持微微弯曲。

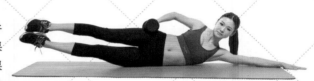

Step3

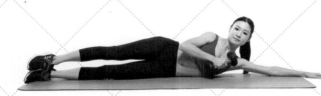

侧卧姿势保持不变，双腿、双脚夹紧，负重手臂弯曲，手握哑铃靠于胸部。

教练提示

1.此动作有多种选择，可以将哑铃放于身体外侧，双脚和头部同时卷起，将力量集中于身体外侧，也可以将手臂放于胸前，不抬起双脚训练。

2.吐气时，双脚和头部卷起；吸气时，控制头部和双脚的匀速落下。

3.根据个人承受情况来增加或减少组数。

❌ 错误示范

靠屈膝蹬腿来使上半身离地。

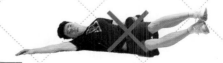

02 哑铃仰卧起坐

锻炼部位：腹部肌群　　**难度系数：**★ ★ ★

锻炼次数：做3~4组，每组10~15次

锻炼效果：促进腹部肌肉的锻炼，减少腹部脂肪的堆积，塑造迷人的腹部线条。拉伸背部的肌肉，加强身体的协调性和平衡性，提高身体免疫力。

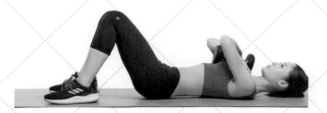

Step1_____

平躺在地面或垫子上，双脚打开与肩同宽，双脚平踩于地面，小臂交叉扣住哑铃，放于胸前。

Step2_____

腹部发力，将躯干卷起，背部微微抬起。

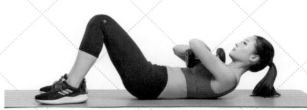

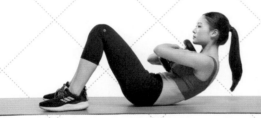

Step3_____

努力将身体卷起更高，肩部高于膝盖位置，然后匀速落下。

💡 教练提示 _____

1.可以根据腹部肌肉力量选择将躯干卷起的高度，动作幅度大，效果会更加明显。

2.在动作进行中，腹部保持缩紧，尽量固定住双脚。

3.吸气，打开胸腔，腹部收紧；呼气，将躯干卷起，再次卷起腹部。

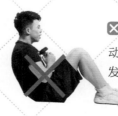

❌ 错误示范

动作过程中，靠双脚抬起发力，使上半身离地。

强化腿臀力量

如果说，上半身的肩部、背部和胸部决定你是否穿衣有型，那么，下半身的臀部和腿部则是你挑选裤子的关键了。不要觉得这些都只属于模特或明星，只要你想，只要你肯努力，你也能拥有性感的翘臀和美腿。

臀部肌肉群主要是由臀大肌、臀中肌和臀小肌组成的，其中以臀大肌为主要肌肉块。臀大肌这块儿肌肉很发达，位于骨盆后外侧面，起于髂骨翼外侧、骶骨和尾骨后部，止于股骨臀肌的粗隆处。该肌上半部使大腿外展，下半部使大腿内收，能够维持人体直立姿势、固定骨盆，同时还能使髋关节内旋和外旋。

腿部肌肉群主要由大腿的股四头肌、缝匠肌、股二头肌、腓肠肌和比目鱼肌组成。股四头肌是人体最有力的肌肉之一，位于大腿前表面皮下，主要功能是伸膝和屈腿。缝匠肌是大腿前细长的肌肉，对大腿前群肌起加固作用和用于腿的整体锻炼。股二头肌位于股后的外侧，有长、短两个头，可屈膝关节、伸髋关节。腓肠肌是小腿后面浅层的大块肌肉，俗称小腿肚子。腓肠肌的下端形成坚韧的跟腱连接跟骨，对人的直立和行走起着重要作用。腓肠肌下面扁平的小腿肌肉，由于形似比目鱼，故名比目鱼肌。

对于男性来说，什么样的腿形才算"美"呢？线条分明、脂肪少、挺直、强壮的双腿，才是极具诱惑力的腿。

生活中，关注腿部力量的锻炼，激发腿部肌群的爆发力和弹跳力，不仅能重塑你的腿形，还能让你更具活力。

健身教练推荐计划

锻炼功效	修长与强壮的腿部也是展示男性魅力的重要部位之一，好的腿部肌肉群不仅能使你的体格看起来更有整体感，而且对血液循环系统的健康也有很大的帮助。下面的动作主要是通过对腿部和臀部各个部位的有效锻炼，让你的腿部肌肉更加发达，提高你的臀围线，让你更具魅力
锻炼方法	在家可以选择徒手或者轻重量的哑铃进行动作组1～3的锻炼，哑铃重量约为500克，连续上举20～25次，感觉接近极限为宜，每周训练3～4次。若想达到更好的效果，可去健身房使用专业器械练习，每周3～4次
锻炼强度	可以选择每周3～4次，一次45分钟左右
器材选择	初级锻炼可以选择徒手或者轻重量的哑铃或器材，哑铃或器材重量以连续上举15～25次，感觉接近极限为宜；进阶动作可以选择稍微重一点的哑铃或器械，器械重量选择以连续上举8～10次，接近极限为宜
推荐动作	俯卧上仰、V字抬腿、哑铃仰卧起坐、器械弓背下压等

俯身蹬腿

锻炼部位：股二头肌及臀部肌群

难度系数：★★

锻炼次数：做3~5组，每组8~10次

锻炼效果：有效地训练臀部肌群，预防臀部松弛下垂，对性生活也有很好的帮助。加强对大腿后侧股二头肌的训练，能更好地增强大腿力量，使股二头肌纵向增粗。

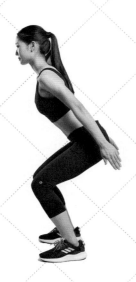

Step1

双腿分立，身体前俯，双膝微屈，膝关节不要超出脚尖，双手向后伸展开。

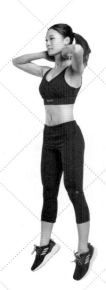

Step2

双腿迅速伸直向上跳跃，双臂弯曲向脑后摆起。

💡 教练提示

1.俯身下蹲时吸气，起身跳跃时吐气。

2.动作中核心部位始终收紧，同时控制重心稳定。

3.根据个人承受情况来增加或减少组数。

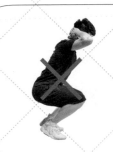

❌ 错误示范

双膝微屈时，膝关节超出脚尖。

02

俯卧后摆腿

锻炼部位： 股二头肌及臀部肌群　　**难度系数：** ★★

锻炼次数： 做3~5组，每组8~10次

锻炼效果： 拉伸臀部肌肉，消除臀部肌肉的紧张和疲劳感。加强对臀部的训练，打造明显的腿部线条。

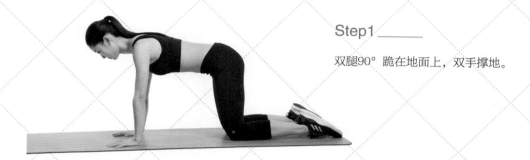

Step1 _____

双腿90°跪在地面上，双手撑地。

Step2 _____

一条腿抬离地面，尽量向高抬起，保持此动作15秒钟。换另一条腿，重复此动作。

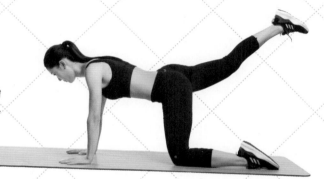

💡 **教练提示** _____

1.保持核心腹部收紧。

2.动作进行中注意保持重心在身体中轴线上。

3.感觉肌肉酸软时，可以再做2~4组动作来测试自己的极限。

4.感觉良好的话，可负重增加强度。

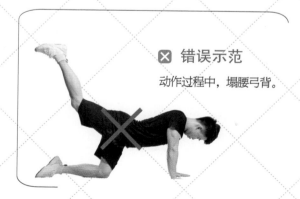

❌ **错误示范**

动作过程中，塌腰弓背。

徒手蹬式蹲腿

03

锻炼部位：大腿后侧的股二头肌　　难度系数：★★

锻炼次数：做3~5组，每组15~20次

锻炼效果：充分拉伸大腿后侧的肌肉，让腿部线条更加流畅。

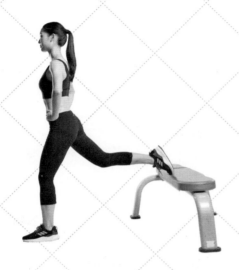

Step1 _____

左脚站立，右脚脚尖搭在板凳上，双手叉腰。

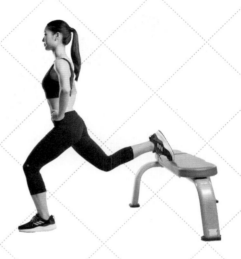

Step2 _____

左右腿同时屈膝，保持3秒钟，回到起始动作。换另一侧做该动作。

💡 教练提示 _____

1.双脚左右间距同样保持一脚的宽度，动作中始终收紧腹部。

2.根据个人承受情况来增加或减少组数。

3.感觉肌肉酸软时，可以再做2~4组动作来测试自己的极限。

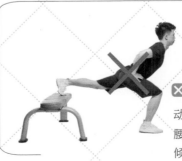

❌ 错误示范

动作过程中，塌腰弓背，上半身倾斜。

04 站姿抬腿

锻炼部位： 股四头肌、腓肠肌及腹部肌群　　**难度系数：** ★★

锻炼次数： 做3～5组，每组8～10次

锻炼效果： 活动膝关节，加强身体平衡性和协调性。拉伸腿部韧带，练习腿部前面的股四头肌，减掉大腿后侧的赘肉。

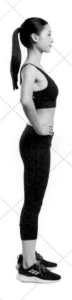

Step1_____

身体直立，双脚并拢，双手叉腰。

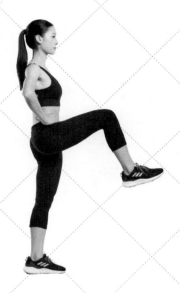

Step2_____

右腿抬离地面，尽量抬高，重心放在左脚上。抬头，挺胸，收腹，上半身挺直。再换另一条腿重复此动作。

💡 教练提示 _____

1.身体保持直立状，然后把腹部收紧。

2.动作过程中，腹部始终都是用力收紧的，要感觉到腹部的中下部位在用力控制腿的力度。

3.尽量控制动作的幅度，避免出现晃动，影响动作的效果。

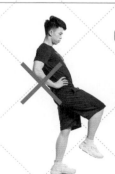

❌ 错误示范

动作过程中，没有收腹，抬腿的高度不够，充满无力感。

05 站姿前踢腿

锻炼部位：股四头肌、腓肠肌及腹部肌群　　**难度系数：**★★

锻炼次数：做3~5组，每组8~10次

锻炼效果：活动膝关节，加强身体平衡性和协调性。拉伸腿部韧带，练习腿部前面的股四头肌，减掉大腿后侧的赘肉。

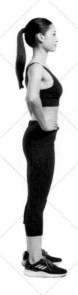

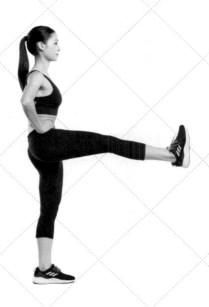

Step1＿＿＿＿

身体直立，双脚并拢，双手叉腰。

Step2＿＿＿＿

右腿抬离地面，伸直，与地面呈90°，重心放在左脚上。抬头，挺胸，收腹，上半身挺直。再换另一条腿重复此动作。

教练提示 ＿＿＿＿＿＿＿

1.要收紧腹部，保持身体的稳定。

2.尽量让身体控制在直立状态下，不要含胸驼背。

3.控制身体重心，不要晃动身体。

4.不论是站立还是踢腿，腿都要伸直、有力；前踢，与地面呈90°夹角。

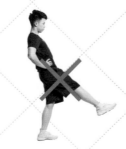

✕ 错误示范

动作过程中，没有收腹，抬腿不够高，有无力感。

06

侧踢腿

锻炼部位：臀部肌群、大腿内收肌群及腹部肌群　　**难度系数**：★★
锻炼次数：做3~5组，每组10~15次
锻炼效果：强化臀部的肌肉，让臀部更加有型。有效促进腿部肌群的生长，强化肌肉力量。

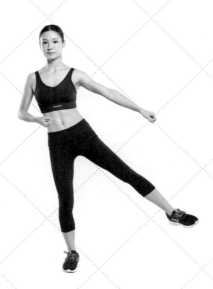

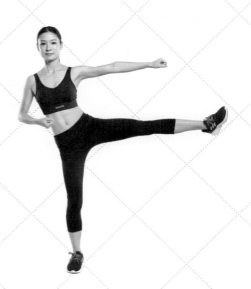

Step1 _____

站立，抬起左腿，使腿部与身体呈一条直线，右手握拳，右臂弯曲呈90°。

Step2 _____

上腹部与臀部用力，腿部向上提起至与地面平行的高度，左臂与左腿一直保持平行，然后恢复到立姿。另一侧重复此动作。

💡 教练提示 _____

1.从站立状态开始，可以调整到自己能够适应的角度。
2.支撑腿保持直立，同时用力收紧腹部，在控制中尽量使臀部和侧腰发力。
3.根据个人承受情况来增加或减少组数。

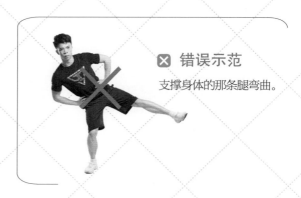

✖ 错误示范

支撑身体的那条腿弯曲。

07

俯身双腿交替弯曲

锻炼部位： 臀部肌群及大腿内收肌群　　**难度系数：** ★ ★ ★

锻炼次数： 做3~5组，每组8~10次

锻炼效果： 舒展脊椎，缓解背部酸痛、乏力的情况。充分燃烧臀部的脂肪，塑造臀部的线条。

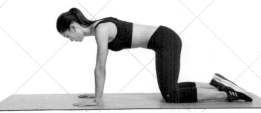

Step1_____

俯身向下，双臂撑地，双腿弯曲，大腿与小腿呈90°。

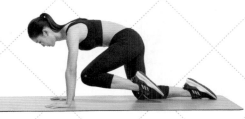

Step2_____

左腿弯曲靠近胸部，同时右腿弯曲角度尽量在90°左右。

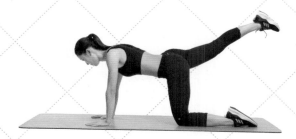

Step3_____

用力向后伸直右腿，尽量向上提。

教练提示 _____

1.当目标腿向胸部收缩时吸气；弯曲腿发力伸展时吐气。动作中腿弯曲时要找到腹部有明显收紧的感觉，腿部伸展向后时尽量靠臀部的力量。

2.感觉肌肉酸软时，可以再做2~4组动作来测试自己的极限。

❌ 错误示范

抬高腿部时，塌腰驼背。

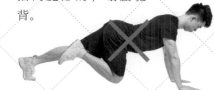

小器械动作组 **01**

哑铃常规蹲举

锻炼部位： 股四头肌、臀部及股后肌群

难度系数： ★★★★

锻炼次数： 做3~5组，每组8~10次

锻炼效果： 更好地刺激大腿深层次肌肉，增加腿部负重能力，让你的腿部肌肉更加突出。提高臀大肌中束收缩力，有效增大股四头肌体积，加强臀部及股后肌群。

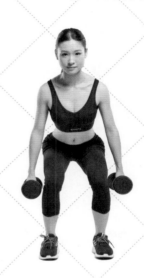

Step1 _____

站姿，双脚打开与肩同宽，挺胸收腹，双眼正视前方；双手正握哑铃，双臂自然垂于身体前方，掌心相对。

Step2 _____

双腿弯曲，身体向后坐，处于半蹲姿势，双手握紧哑铃保持不变，双眼平视前方。

💡**教练提示** _____

1.保持挺胸收腹，避免含胸现象；臀部下坐时膝盖不要超过脚尖位置，保证脚尖和膝盖在一个方向；起身时，以脚跟为发力点将身体挺起。

2.重心下落半蹲时，吸气；脚跟发力起身时，呼气。

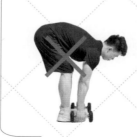

❌ **错误示范**

此动作过程中应保持身体挺直，图中出现了含胸、弓背现象。

02

哑铃箭步蹲

锻炼部位：股四头肌以及臀大肌　　**难度系数：★★★**

锻炼次数：做3~4组，每组10~15次

锻炼效果：对臀大肌起到很好的锻炼效果，能紧致臀部肌肉，提升你的臀围线。重点训练大腿股四头肌，能很好地塑造肌肉线条，能加强股四头肌。

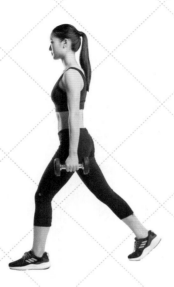

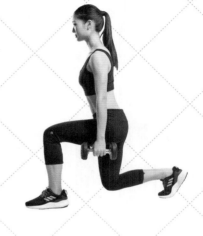

Step1 _____

左脚大步向前迈出，右脚脚跟抬起，双手握哑铃。

Step2 _____

膝盖慢慢弯曲，使身体下降，下降到后腿膝盖即将接近地面时还原到起始动作。另一腿按照相同的方法重复进行，此为一个完整的动作。

💡教练提示 _____

1.起始动作中将重心调整为双腿中央。

2.动作进行时始终保持身体的直立，收紧核心部位。

3.尽量让双腿的膝关节控制在90°左右。

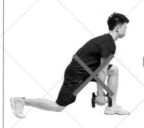

❌ 错误示范

低头，含胸，驼背，双臂松软无力。

03 超级哑铃弓箭步

锻炼部位： 股四头肌以及臀大肌　　**难度系数：** ★★★★

锻炼次数： 做3~5组，每组10~15次

锻炼效果： 加强对腿部的锻炼，塑造良好的腿形。提升臀部肌肉的活力，让臀部线条更加完美。

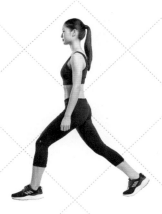 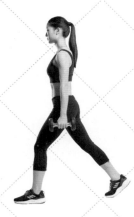 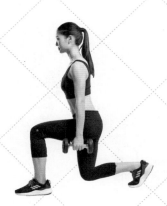

Step1_____

双脚前后打开站立，双脚间距约为平时走路一步半，上身稍微侧转，挺胸收腹，双眼正视前方；双手紧握哑铃，双臂相对，放于身体两侧。

Step2_____

双脚前后站立，右脚后脚跟提起，双手持哑铃放于双腿中央。

Step3_____

双腿同时弯曲，前腿膝关节弯曲角度为90°，后腿膝关节弯曲角度大于90°，后脚跟抬起离地，后脚脚掌支撑于地面，上半身保持直立状，双手握铃保持不变。

💡 **教练提示** _____

1.此动作可以避免左右手臂力量不均。

2.双腿蹬直时，后腿抬起高度不要很高，一个超级弓箭步相当于三个常规弓箭步的效果。

3.发力时，呼气；肌肉还原时，吸气。

❌ **错误示范**

动作过程中，弯腰驼背。

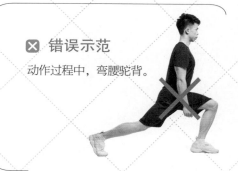

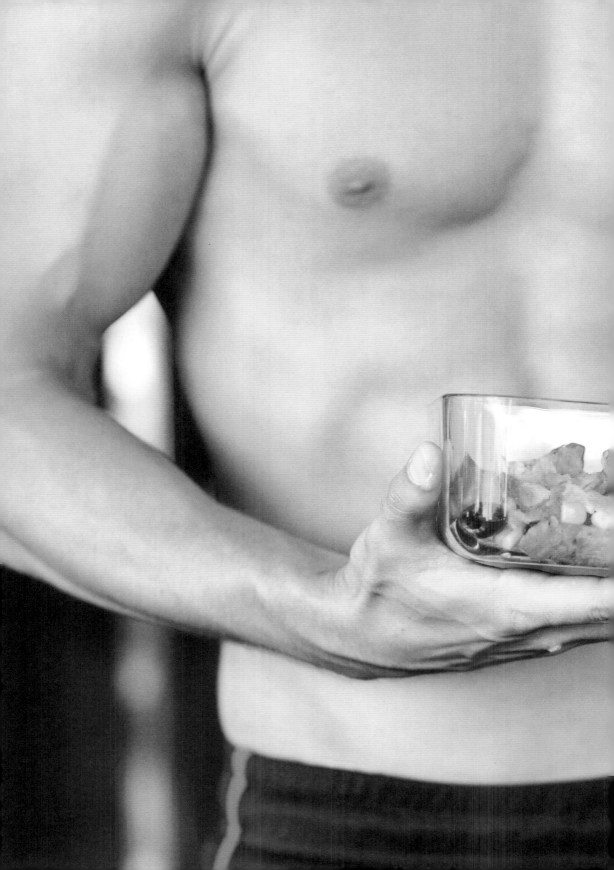

Part

5

科学膳食，
肌肉饱满更有型

也许你已经花了很多时间在健身了，可是想要的腹肌就是没练出来，到底哪儿不对呢？还是你与健美的身材无缘无分呢？也许你没有注意自己的饮食吧，是不是白天健身，晚上却在喝着啤酒、啃着鸡腿呢？如果真是这样，赶紧管住自己的嘴巴吧，饱满的肌肉马上就会来了。

健身中
必须配合营养补充

"健身时，该怎么吃呢？要不要节食啊？"

"做完十几个俯卧撑，感觉好饿啊，能不能吃点东西啊？"

"训练完之后，又累又饿啊，能不能吃炸鸡腿和啤酒犒劳一下自己啊？"

不少朋友刚准备健身，就非常兴奋地说："既然我已经在运动，那么从今天开始，我终于不用节食了，想吃什么就可以吃什么。"

真的是这样吗？

也许你很努力，一直在和懒惰做斗争，坚持锻炼身体，可是为什么锻炼了这么久，身上的肥肉虽然结实了一点，但还是粘住自己不放，就像口香糖一样，怎么样都甩不掉？

怎么会这样？说好的只要运动就会瘦呢？

等等，你手里的东西是什么？炸鸡腿？冰啤酒？

有人说："我运动了这么久，已经很辛苦了，还要我忌口，也太不人道了吧？"

没错，通过运动，我们可以消耗掉大量的热量，但是想想，你从什么时候产生了"只要健身就可以胡吃海喝"的错觉呢？

健身时的饮食至关重要，因为摄取过多的油脂会阻碍肌肉生长。腹肌、胸肌看上去诱人，就是因为皮层油脂少，看起来才会线条分明，呈现出一种凹凸的形态。但是这不代表着我们应该一边运动一边节食。有些人希望在健身的同时减肥，他们在健身完后往往不吃或者少吃，以为这样就能够更快速地减去身体脂肪。

其实，这样做也是不对的。运动锻炼中，我们消耗了大量的能量，这些能量都是通过营养物质转化来的。运动后，如果身体得不到营养补充，会导致胃酸分泌过量，出现思维迟缓和记忆力衰退的现象。

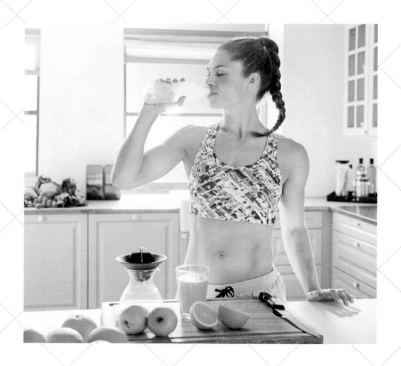

健身营养补充剂知多少

营养不只是补充运动时的能量缺失，更重要的是，它能提供肌肉和肌力增长所需的物质。如果机体摄入能量不足的话，出于本能，新陈代谢速度会减慢，导致身体体质改变，反而让你变成容易发胖的体质。健身的关键是七分吃三分练，单纯节食或者暴食都是不可取的。

增肌粉和增重粉

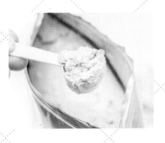

增肌粉与增重粉都是在蛋白粉的基础上添加了一些碳水化合物和脂肪，能够增加热量的摄入，让肌肉与体重增长更快。一般而言，蛋白质含量在30％左右的是增肌粉，蛋白质含量在15％左右的是增重粉。增重粉主要是针对瘦人设计，用来增加体重的，而胖人或者体重正常的人可以选择增肌粉来促进肌肉的增长。

肌酸

肌酸是在红肌里发现的一种营养素，能够帮助肌肉储存能量，从而为肌肉做瞬间爆发动作提供能源。肌酸对于人体是没有伤害的，但是服用肌酸一定要用高纯度的，并且严格按照说明书去服用。另外，肝、肾病患者不宜服用肌酸。

绿茶

绿茶向来被看作是健康饮品，绿茶中含有一种儿茶酚，能够使人体新陈代谢的速度加快，迅速燃烧脂肪，所以很多减肥产品中都会有绿茶提取物。健身时，如果配上绿茶，能让减肥效果更佳。

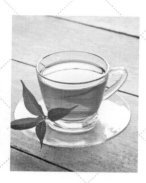

蛋白质补剂

运动中蛋白质的需求量比较大，肌肉主要是靠蛋白质来增长的，蛋白质补剂不仅氨基酸组成合理，而且比食物中的蛋白质更容易吸收，人体利用率高，能帮助肌肉增长。

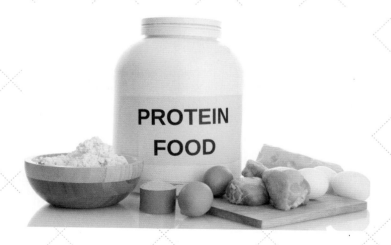

健身时怎么吃才科学？

在健身时，我们应充分保证营养的补给，高蛋白质的食物是不能缺少的，它能让人产生饱腹感和满足感，不容易饿，还能加快身体平时的能量消耗速度，有助于肌肉的生长。

碳水化合物是人体重要的糖原来源，健身过程中合理补充碳水化合物，可帮助改善耐力，提高运动能力。建议在健身前2小时摄取少量的碳水化合物食物，保证能量供给；健身过程中，适量补充碳水化合物；健身结束后，及时补充，可让体力迅速恢复和肌肉增长。

脂肪，让大家又爱又恨吧。健身的你，可要慎重摄取噢。尤其是训练前，千万不要摄入脂肪多的食物，训练过程再饿也要克制住对脂肪的热爱，训练后2小时内也请远离脂肪，因为此时身体消化能力较差，容易囤积脂肪。

除了饮食中的营养补给，我们还要进食一些更加科学专业的营养补剂。它们不但能快速补充身体所需营养，而且能最大程度地帮助增加肌肉和肌力。

很多健身新手都会遇到这样的问题，不知道该怎么吃才对。

其实，吃的讲究很简单。

健身前，应拒绝高热量、高脂肪的食物，多吃高蛋白食物，保证适量碳水化合物的摄入。建议吃一点含糖及热量的东西，比如巧克力、面包、香蕉等，这些食物在运动前半小时至1小时吃最好。

因为它有一个消化的过程，既能给身体补充热量，又能避免饱腹运动。在平常饮食中，可适当吃些鸡胸肉、瘦牛肉，这些都是优质的蛋白质来源，能更有效地帮助健身。如果实在饿得慌，可以适当补充碳水化合物，比如燕麦饼，不过最好是训练前补充充足。

健身结束后，应休息1小时再吃东西。在休息期间，可以补充水、牛奶或运动补剂。等身体恢复后，可以吃一些素食，比如蔬菜、水果、海藻等，特别是颜色丰富的蔬菜，可以帮助缓解肌肉酸痛的问题。

运动完之后最好不要吃大鱼大肉，以免加重肌肉的酸痛程度。

健康科学的饮食非常重要，毕竟欲望就像弹簧，你压抑得越是厉害，反弹力就越强。

当我们的身体处于饥饿状态，身体就开始"造反"，通过分泌各种激素，让你的食欲开始高涨，促使你去吃各种高脂、高糖、高热量的食物。饿了几天就撑不住了，开始大吃大喝，吃完之后又觉得内疚，重新开始节食……从而进入死循环。

如果正常饮食，并搭配规律而又合理的运动，可能一开始见效不快，但你却会平稳而又健康地瘦下去。

下面是专业营养师推荐的七天健身餐单，大家可以作为参考，其中的许多食材也可以自由替换。

专业营养师推荐七天健身餐单

	餐单（1千卡≈4.186千焦）
星期一食谱	**早餐：** 全麦面包2片（248千卡）、脱脂牛奶200毫升（66千卡）、白煮鸡蛋白3个（54千卡）
	中餐： 藜麦虾仁杂菜沙拉250克（210千卡）、鹰嘴豆浆200毫升（158千卡）
	晚餐： 醋拌莴笋萝卜丝150克（61.5千卡）、白灼鲜虾150克（112千卡）、黑米饭1碗（228千卡）
	加餐： 苹果1个（52千卡）、核桃仁20克（135千卡）
星期二食谱	**早餐：** 百合莲子粥200毫升（106千卡）、玉米发糕100克（165千卡）、白煮鹌鹑蛋4个（55千卡）
	中餐： 山药芹菜沙拉200克（94千卡）、全麦金枪鱼三明治200克（397千卡）、脱脂牛奶200毫升（66千卡）
	晚餐： 清蒸三文鱼150克（206千卡）、醋拌芹菜150克（60千卡）、燕麦饭1碗（545千卡）
	加餐： 草莓150克（48千卡）、咸干杏仁30克（188千卡）
星期三食谱	**早餐：** 苹果1个（242千卡）、燕麦吐司2片（331千卡）、脱脂酸奶100毫升（57千卡）
	中餐： 泰式牛肉沙拉300克（450千卡）、煮玉米1根（102千卡）、绿茶1杯（16千卡）
	晚餐： 百合炒虾仁150克（131千卡）、蒜蓉芥蓝片250克（67千卡）、藜麦饭1碗（180千卡）
	加餐： 香蕉200克（186千卡）、葵瓜子20克（122千卡）
星期四食谱	**早餐：** 煮玉米1根（102千卡）、杂粮方包2片（327千卡）、鲜榨果汁200毫升（65千卡）、白煮鸡蛋白3个（54千卡）
	中餐： 鸡胸肉番茄西蓝花沙拉200克（235千卡）、瘦肉酱意粉100克（224千卡）、柠檬红茶1杯（54千卡）
	晚餐： 双色花菜200克（68千卡）、丝瓜豆腐汤200毫升(37千卡)、水煮牛柳100克（64千卡）、黑米饭1碗（228千卡）
	加餐： 蓝莓100克（57千卡）、炒松子30克(193千卡)

餐单
早餐：牛奶豆浆200毫升（72千卡）、提子150克（66千卡）、谷物面包2片（210千卡）
中餐：白煮蛋1个（70千卡）、鹰嘴豆生菜沙拉250克（77千卡）、蒸红薯1个（204千卡）
晚餐：鱼丸芥菜汤200毫升（100千卡）、香菇拌荷兰豆200克（70千卡）、水煮鸡胸肉100克（116千卡）、五谷饭1碗（146千卡）
加餐：无盐熟腰果30克（179千卡）、樱桃50克（36千卡）

星期五食谱（左栏）

餐单
早餐：牛奶燕麦200毫升（108千卡）、煮玉米1根（102千卡）、猕猴桃150克（91千卡）
中餐：鸡胸肉西芹沙拉150克（85千卡）、全麦生菜芝士三明治200克（350千卡）、脱脂酸奶100毫升（57千卡）
晚餐：杂蔬虾仁100克（60千卡）、芦笋玉米番茄汤200毫升（35千卡）、糙米饭1碗（147千卡）
加餐：杨桃1个（33千卡）、核桃仁20克（135千卡）

星期六食谱（左栏）

餐单
早餐：枸杞小米豆浆200毫升（74千卡）、蒸紫薯150克（105千卡）、燕麦粥150毫升（69千卡）
中餐：圣女果黄瓜沙拉200克（60千卡）、卤牛肉100克（165千卡）、藜麦饭团2个（240千卡）、柠檬水1杯（5千卡）
晚餐：豆腐炖蛋羹150克（130千卡）、冬瓜小排骨汤200毫升（244千卡）、杂粮馒头1个（204千卡）
加餐：橙子1个（92千卡）、炒榛子40克（244千卡）

星期天食谱（左栏）

星期一食谱

● 双色花菜

每百克热量：	188 千焦
建议食量：	150 克

食材： 花菜80克，西蓝花80克，盐、素香菇卤汁各少许。

做法： 1.在滚水中加盐混匀成盐水备用。
2.花菜、西蓝花分别洗净，切小朵，放入步骤1的盐水中焯烫后捞起，放凉备用。
3.砂锅中倒入素香菇卤汁以大火煮开后，加入步骤2的双色花菜，转中火焖煮8分钟即可。

对健身的好处：
花菜的叶酸含量尤高，具有很高的营养价值和食疗保健作用，能帮助运动后的身体恢复。

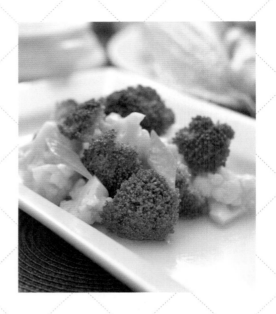

● 醋拌莴笋萝卜丝

每百克热量：	172 千焦
建议食量：	150 克

食材： 莴笋140克，白萝卜200克，蒜末、葱花各少许，盐、食用油各少许。

做法： 1.洗净去皮的白萝卜和莴笋，切片，再切成细丝。
2.锅中注水烧开，放入盐、食用油，倒入白萝卜丝、莴笋丝，续煮约1分钟，至食材熟软后捞出，沥干待用。
3.将煮好的食材放在碗中，撒上蒜末、葱花，加入盐，搅拌一会儿，至食材入味。
4.取一个干净的盘子，放入拌好的食材，摆好盘即成。

对健身的好处：
本道菜富含植物纤维素，能够清理肠道，帮助消化。

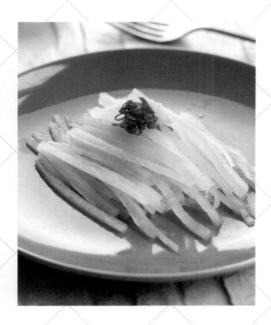

星期二食谱

● 醋拌芹菜

每百克热量：	167 千焦
建议食量：	150 克

食材： 芹菜梗200克，彩椒10克，盐少许。

做法： 1.洗净的彩椒切成丝，芹菜梗切成段。

2.锅中注水烧开，倒入芹菜梗，拌匀，略煮，放入彩椒，煮至食材断生，捞出锅中食材，沥干待用。

3.将焯过水的食材倒入碗中，加入盐，搅拌均匀至食材入味。

4.取一个盘子，盛入拌好的菜肴，摆好盘即可。

对健身的好处：

芹菜能促进肠胃蠕动，增强消化功能，改善肌群力量。

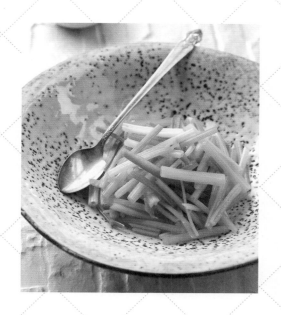

● 山药芹菜沙拉

每百克热量：	147 千焦
建议食量：	200 克

食材： 山药50克，芹菜、黑木耳各100克，彩椒20克，白醋、橄榄油、盐各少许。

做法： 1.山药洗净，削皮，切菱形片，焯水至断生。

2.黑木耳洗净，焯水至熟；彩椒洗净切成菱形片，焯水至熟。

3.芹菜洗净切段，焯熟备用。

4.将上述食材均装盘，拌入橄榄油、白醋和盐即可。

对健身的好处：

本道菜食材种类丰富，补充营养的同时又不易使人长胖。

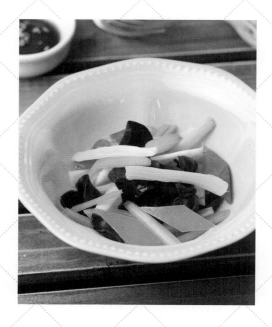

星期三食谱

● 紫甘蓝鲈鱼沙拉

每百克热量:	251 千焦
建议食量:	200 克

食材：鲈鱼150克，紫甘蓝100克，圆生菜100克，盐、橄榄油、白醋各少许。

做法：1.将鲈鱼腌制5分钟，蒸熟备用。
2.将所有蔬菜洗净沥干，切好，备用。
3.蔬菜放入沸水中焯1分钟，捞出沥干。
4.将鲈鱼与蔬菜摆入盘中，加入盐、橄榄油、白醋拌匀即可。

对健身的好处：
食用本道菜能补充大量蛋白质和维生素，有助于肌肉的恢复和生长。

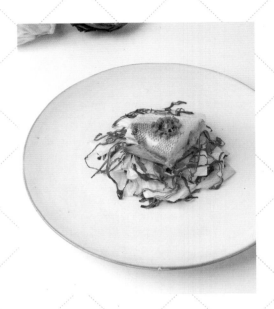

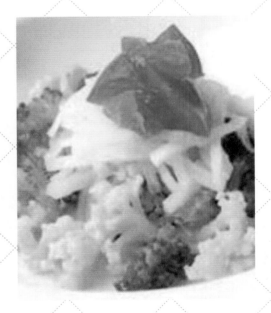

● 泰式牛肉沙拉

每百克热量:	276 千焦
建议食量:	150 克

食材：牛里脊100克，绿豆芽100克，黄瓜50克，洋葱25克，红辣椒1个，柠檬汁、鱼露、盐、胡椒粉各少许。

做法：1.绿豆芽用清水洗净后焯水沥干备用，黄瓜切片，洋葱切丝，红辣椒切圈。
2.用厨房纸巾按压牛肉以去除血水，然后放入沸水中氽1分钟。
3.牛肉放凉后切成适当大小的片。
4.将蔬菜和牛肉放入碗中，放入调料拌匀即可。

对健身的好处：
牛肉蛋白质含量高，脂肪含量低，能提高机体抗病能力，有助于肌肉的恢复和生长。

星期四食谱

● 上汤豆苗

每百克热量：	188 千焦
建议食量：	150 克

食材： 豆苗100克，上汤150毫升，草菇少许，盐、食用油各适量。

做法： 1.豆苗掐去根部较老的部分洗净，沥干水分待用。
2.草菇切薄片。
3.炒锅添油，放入草菇，炒几下，加入上汤，改大火烧开。
4.大火将汤水熬到雪白，加入少许盐调味，将豆苗放入锅中，用筷子拨散，立刻关火起锅。

对健身的好处：
本道菜营养丰富，能提高免疫力，预防运动诱发的组织损伤。

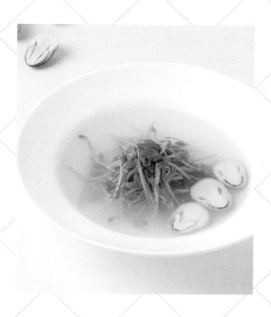

● 芦荟红茶

每百克热量：	80 千焦
建议食量：	250 克

食材： 芦荟80克，菊花10克，红茶1包，蜂蜜少许。

做法： 1.洗净的芦荟取果肉，切小块。
2.锅置火上，放入芦荟肉和菊花，注入适量清水，大火煮约3分钟，至散发出菊花香。
3.关火后盛出煮好的菊花茶，装入杯子中。
4.放入红茶包，浸泡一会儿，加入少许蜂蜜，拌匀即可。

对健身的好处：
本茶能促进消化，美白肌肤，帮助身体塑形。

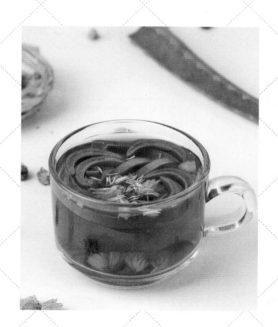

星期五食谱

● 粉丝拌菠菜

每百克热量：	276 千焦
建议食量：	150 克

食材： 菠菜130克，粉丝20克，胡萝卜丝5克，芝麻、生抽、盐、醋、麻油各适量。

做法： 1.菠菜择洗干净，焯水后取出过凉水；粉丝煮熟，过凉水。
2.将菠菜、粉丝和胡萝卜丝混合后，加入少许芝麻、1大勺生抽、少许盐、半大勺醋、1大勺麻油，混合拌匀即可。

对健身的好处：
本道菜爽口宜人，营养丰富，可以通肠导便，促进新陈代谢。

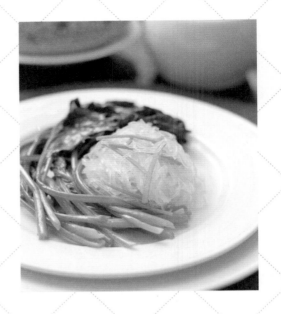

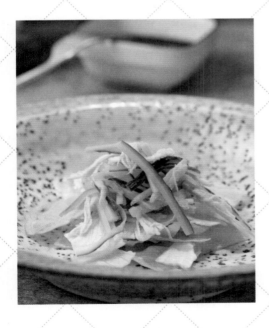

● 鸡胸肉黄瓜沙拉

每百克热量：	272 千焦
建议食量：	150 克

食材： 鸡胸肉100克，圆生菜50克，黄瓜60克，大蒜1瓣，醋、橄榄油、盐各适量。

做法： 1.锅中放水、盐、大蒜，水沸后放入鸡胸肉，开中大火，煮沸后继续煮15分钟，捞出鸡胸肉。
2.煮熟的鸡胸肉沥干后顺着纹路撕成条；圆生菜洗净后撕成适当大小，沥干备用；黄瓜切成5厘米长的段，再切成细丝。
3.将所有食材放入盘中，加入醋、橄榄油、盐拌匀即可。

对健身的好处：
能补充大量维生素和蛋白质，有助于肌肉的恢复和生长，促进身体健康。

星期六食谱

● 鸡胸肉西芹沙拉

每百克热量：	795 千焦
建议食量：	150 克

食材：　鸡胸肉100克，黄瓜50克，西芹40克，混合坚果20克，干红辣椒1个，蒜、白醋、盐、橄榄油、胡椒粉各适量。

做法：　1.把水、盐、胡椒粉和蒜放入锅中，水沸后放入鸡胸肉，开中大火，煮沸后继续煮15分钟，捞出鸡胸肉，放凉后沥干，顺着纹路撕成条。

2.黄瓜切成斜片；西芹去掉叶子，切斜片，焯水至断生，备用；红辣椒切成圈。

3.将所有食材盛入盘中，淋上白醋、盐、橄榄油，撒上混合坚果干，拌匀即可。

对健身的好处：

本道菜可补充蛋白质，富含矿物质及多种维生素，具有润肤、抗衰老等功效。

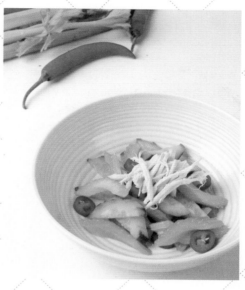

● 春色满园

每百克热量：	251 千焦
建议食量：	100 克

食材：　鲜虾50克，玉米粒20克，西蓝花50克，豌豆粒少许，盐、水淀粉、胡椒粉、料酒各适量，食用油少许。

做法：　1.鲜虾去头去壳留尾，挑去虾线，洗净后沥干，调入料酒、胡椒粉和盐腌渍10分钟。

2.西蓝花切小朵；豌豆粒、玉米粒焯熟，装碗备用。

3.将西蓝花放入加有少许油、盐的沸水中快速焯烫后捞出，装碗备用。

4.锅内注水烧热，放入虾氽熟。

5.将所有材料放入锅中翻炒，倒入水淀粉快速搅匀后关火，再调入盐搅匀即可。

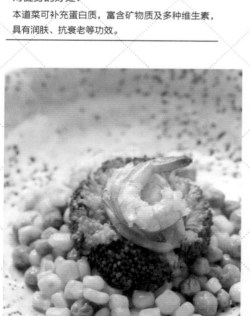

对健身的好处：

虾营养丰富，搭配均衡，常吃可调节生理功能，促进新陈代谢。

星期天食谱

● 白菜金针菇沙拉

每百克热量：	159 千焦
建议食量：	200 克

食材： 白菜200克，金针菇80克，水发香菇20克，彩椒10克，盐、醋、橄榄油各适量。

做法： 1.白菜洗净，撕大片，焯水后捞出备用；香菇洗净后切块，焯水；金针菇去尾，洗净后焯水；彩椒洗净，切丝备用。

2.将盐、醋、橄榄油混合成料汁。

3.将白菜、香菇、金针菇与料汁一起拌匀，装盘，撒上彩椒丝即可。

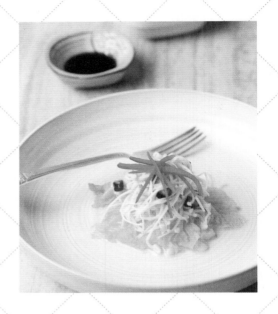

对健身的好处：

本道菜含有丰富的微量元素和膳食纤维，能补充营养，提高训练水平效率。

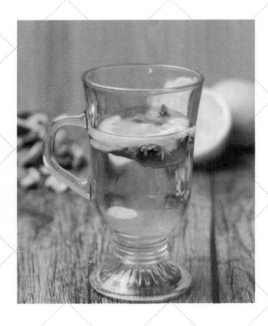

● 清肠茶

每百克热量：	42 千焦
建议食量：	200 毫升

食材： 山楂干、杭白菊、柠檬片各少许。

做法： 1.取一碗水，倒入山楂干、杭白菊、柠檬片，清洗干净，待用。

2.砂锅中注入适量水烧热，倒入清洗过的材料。

3.拌匀，用大火略煮一会儿，至材料析出有效成分，煮出香味，盛出即可。

对健身的好处：

本茶具有排出肠道毒素的功效，能够调节人体内新陈代谢，提高健身效果。